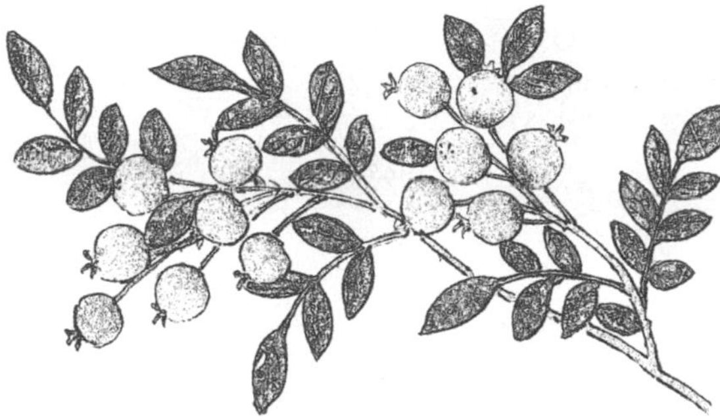

排濕養脾

不生病、不顯老

吃對代謝食物、排出體內濕氣，
改善失眠、掉髮、肥胖的中醫健脾全書

王柳青、翟煦／著

作者序

養好脾胃，才是健康的關鍵

現代人生活節奏快、壓力大，不少人因忙於工作而不能按時吃飯，甚至經常需要熬夜加班，再加上缺乏運動等等。這些看似普通平常的生活方式，實則對脾的影響很大，久而久之，就容易造成脾虛。

中醫認為脾為「氣血生化之源」。胃負責把吃進去的食物消化並轉化成營養，脾負責將營養輸送至人體的各個器官，以維持人體正常的新陳代謝。因此，脾是否健康對人體至關重要。

人一旦脾虛，五臟六腑就會跟著受影響，身體也會出現一些諸如容易感冒、上火、睡不好等問題。不同人群，脾虛的症狀也不盡相同，女性脾虛容易出現肥胖、老得快、反覆長痘、手腳冰涼等問題；孩子脾虛容易出現吃得少、營養不良、長不高等問題；男性脾虛容易出現肚子大、腎虛等問題。

想要身體健康，首先就要健脾補虛，了解脾是健脾的第一步。本書共分為五個章節，全面系統化介紹脾虛的類型、引起脾虛的原因、脾虛造成的影響以及健脾養脾的方法等。

第一章介紹了脾虛的類型，包含脾氣虛、脾陽虛、脾陰虛、脾不統血和中氣下陷，並說明了作息不規律、飲食不規律、情緒波動大、運動量不足等不良生活習慣如何引起脾虛。

第二章為大家介紹日常生活中脾虛的常見症狀，對健康的危害以及相應的調理方法。我們挑選的都是現代生活中常見的、典型的問題，如小兒發育不良、女性月經失調、虛胖、掉髮、皮膚問題等等。

第三章根據四季的不同氣候和各個節氣的特點，提出了更適合當季的進補方式，做好養脾健胃的準備工作。

第四章則講飲食與脾虛的關係，如何利用不同食材調理脾臟，列舉了一些有益脾胃的食材，來幫助我們多方面、多角度地健脾補脾，並推薦大量的健脾食譜，簡單易操作，非常適合自己在家中嘗試。最後，第五章介紹日常就能做到的方便又有效的健脾方法，如按摩穴位、防寒保暖、練太極、慢跑等健脾養生知識。

健康的身體是開啟幸福生活的前提，而負責運送營養的脾是保持身體健康的關鍵。從這本書開始，讓我們把健脾養脾的意識融入每天的生活裡。

目次

貳

脾虛的影響，比你知道的更嚴重

參 春夏秋冬，養脾要因時而動

肆 健脾不能亂來，飲食也有講究

伍

關於健脾，還有這些養生法！

壹

脾養好了，百病不生

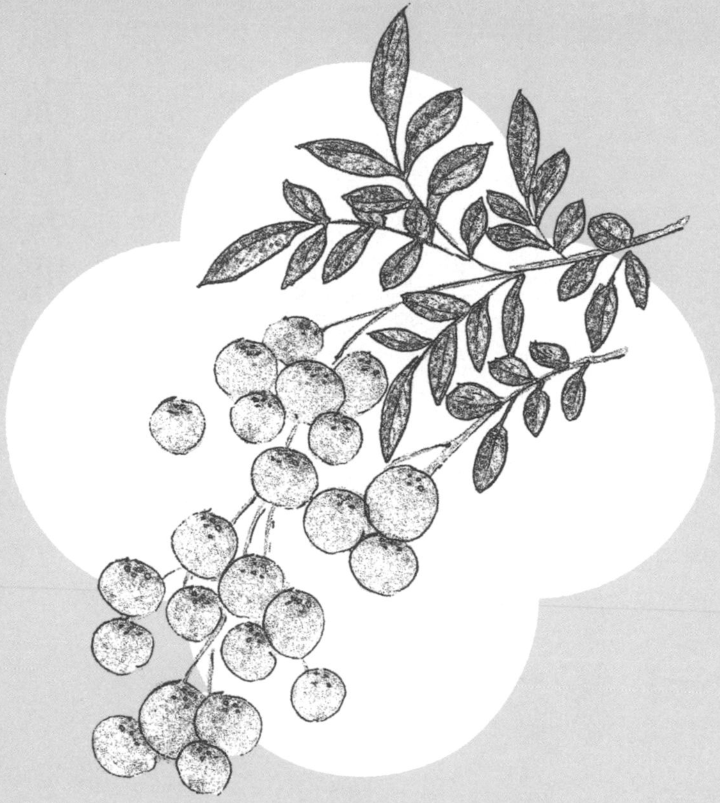

五穀為養，五果為助，
五畜為益，五菜為充。

1 十人九脾虛，為什麼脾虛的人那麼多？

你有沒有這樣的體驗？明明什麼事情都沒做，但就覺得渾身疲乏；晚上多夢易醒，睡得再久也解不了乏；白天總覺得昏昏沉沉的，身體沉重；舌頭上有齒痕，口中還有惱人的口臭；膚色蠟黃，塗再多保養品都沒用；肚子上的「游泳圈」越來越厚，怎麼控制飲食都沒用，還便祕、頻尿……。

日常生活中，很多被我們稱為「亞健康」的症狀，在中醫看來，都是脾虛導致的。脾虛的症狀繁多，覆蓋人群也是相當廣泛，甚至有「十人九脾虛」的說法。很多人會表示難以理解：怎麼可能那麼多人的「脾」都不好呢？這就要從「脾」的概念說起了。

很多人以為「脾」只是一個器官，但在中醫的概念裡，脾所指代的不是器官「脾臟」，而是涉及消化、呼吸、免疫、循環、運動等多個系統的總稱，如果非要指明一個位置，那就是橫膈下方到肚臍上方的中焦（上腹部）一帶。

脾就像是一塊孕育萬物的土壤，只有土壤肥沃了，萬物才能生機勃勃；一旦土壤貧瘠了，自然是寸草不生。也就是說，脾不好，人就會缺乏生機。所以在中醫看來，脾是後天之本，是氣血生化的源頭。

「後天之本」是什麼意思呢？簡單來說，父母遺傳給我們的體質，是先天之本，透過吸收飲食中的養分獲得的生存資源，則是後天之本。而脾的主要作用，就是把從胃腸裡吸收來的水穀精微，轉運到全身，這樣我們才有能量進行日常的工作學習。

脾好了，人自然有精神；脾不好，人就會看起來精神不佳。那麼，為什麼脾虛這麼常見呢？這要從兩個導致脾虛的原因說起。一是勞倦，東方人自古勤勞，起早貪黑地勞作，容易透支身體；二是憂思，我們骨子裡就有「居安思危」的傳統，今天想明天，今年想明年，有了孩子，還要為孩子操心一輩子的事，思來想去，憂思過度。

在中醫看來，東方人適合全民補脾。這一點在《黃帝內經》裡也有相關解釋。《黃帝內經》把生物分為五類：毛蟲（獸類，麒麟為毛蟲之長）、羽蟲（禽類，鳳凰為羽蟲之長）、倮蟲（「倮」通「裸」，即無毛覆蓋的意思，包括人類及蛙、蚯蚓等）、介蟲（指有甲殼的蟲類及水族，如貝類、螃蟹、龜等，靈龜為甲蟲之長）和鱗蟲（魚類及蜥蜴、蛇等有鱗片的動物，還包括有翅的昆蟲），分屬木火土金水。其中，人作為「倮蟲」，屬土，適合黃色。簡單來說就是「人是一種適合黃色的蟲子」。

所以，我們不管採用什麼樣的治療方式，都應該從「土」著手。比如從土中求金、求水、求火、求木。「從土論證」也是中醫治療很多疾病的根本大法，不管治療什麼疾病，都要先從補脾及護脾入手。

西方人喜歡鍛鍊肌肉，而作為農耕民族，東方人的強項卻是思維，是修心。因此，主肌肉的「脾」往往很容易出問題。正因如此，張仲景在《傷寒雜病論》的一一二個配方中，七十個配方都用到甘草。因為甘草入脾經，能在治病的同時保護脾胃。

在這個快節奏的時代，腦力勞動者的比例越來越高，久坐、憂思讓脾虛的人越來越多。現代人想要改變「亞健康」的狀態，往往是「頭痛醫頭、腳痛醫腳」，例如失眠就吃褪黑激素，感冒就吃感冒藥。

實際上，在中醫看來，**失眠屬於心血虛，要先補脾**，脾補好了，營養物質轉化為陰血，心血才能補上，心神才能安寧，人才能睡得著。容易感冒、動不動就出汗的人，更應該補脾，脾是肺之母，脾好了，肺自然就不虛了。

養生以五穀為主，脾虛更適合吃小米粥

現代人如果想要調養身體，從根本上改善體質，最普通好用的方法就是「先補脾」。補脾的藥物一般都很平和且常見，很多補脾的藥材都能當食物吃，補起來也不用擔心增加身體負擔，比如山藥、大棗、小米、蓮子、薏仁等。

對脾虛的人而言，小米粥要比牛奶更養人，**尤其是小米粥上面那層米油，非常適合小孩子補脾**。早上喝一碗小米粥，會讓你覺得整個身體都暖洋洋的，脾胃也沒負擔，很舒服。東方人的腸胃，其實更適合吃老祖宗吃慣的東西。

《黃帝內經》裡有「五穀為養，五果為助，五畜為益，五菜為充」的說法，意思是說，不管是水果、蔬菜，還是各種肉類，都只能達到輔助補益的作用，要想養生，還是得以「五穀」為主。五穀，是指稻、黍、稷、麥、菽，它們都入脾經，能夠健脾補氣。對於「脾」更薄弱的現代人來說，五穀才是更好的選擇。補好了脾氣，五臟之氣都會跟著好起來。

如果你也覺得身體總是不舒服，去醫院檢查又查不出原因，那麼不妨試一試，從今天開始補脾，感受當脾臟被補起來之後，整個人及身體的變化，看看你是不是變得

有精神了？臉色不再蠟黃了？虛胖的身體是不是慢慢變得緊實了？

實踐出真知，本書會提供很多具體的方法和食譜，幫助你好好補脾。即使你沒有系統化地學過中醫，只要跟著書裡的方法來做，堅持一段時間，相信你也會看到身體的變化。

2

氣血生化之源——脾胃

我們總是把脾和胃連在一起，說「脾胃脾胃」，這是為什麼呢？簡單來說，脾和胃就像是一對夫妻。脾是五臟之一，屬陰為裡；胃是六腑之一，屬陽為表。脾胃互為表裡。脾氣往上升，胃氣往下降，一升一降，構成了人體氣機升降的樞紐。

作為「夫妻」，脾和胃分工明確。胃是「丈夫」，主外，負責迎來送往，把食物迎進來，然後把精微物質送給脾；脾是「妻子」，主內，負責精打細算，把「丈夫」給的精微物質，分給各個「家庭成員」。

「夫妻」搭配，和睦才能「家」和萬事興。如果脾胃不和，人就會生出各種毛病，而且會「城門失火，殃及池魚」，因為一旦化生的氣血津液不夠，五臟六腑都會跟著遭殃。

補脾胃，要怎麼補呢？

脾是陰，喜燥惡濕；而胃是陽，惡燥喜潤，物性不同。所以調養脾胃時，要注意陰陽互補，脾和胃都要顧到，這樣才能保證升降協調，更好地消化吸收營養。

中醫在調理脾胃時，是有側重的。想吃但吃不下時，是胃不好，側重養胃；能吃下去但不想吃的，是脾不好，要健脾。不過，日常養護脾胃時，我們不用分得這麼細，只需要知道這個道理就行。

生活中，養脾又養胃的食材有很多，穀物有小米、糯米、紅豆、薏苡仁等；蔬菜有黑木耳、白菜、山藥、苦瓜等；水果包括木瓜、鳳梨、葡萄、榴槤等；肉類和水產有牛肉、豬肉、鯽魚、鯉魚、鱸魚……。此外，核桃和花生這兩種堅果也對脾胃很好。

補脾胃，這些要忌口！

如果你的脾胃功能很差，除了滋補之外，還需要忌口，下列幾類食物一定要少吃，免得雪上加霜。

寒涼的食物：一種是溫度比較低的，比如冰淇淋、冷飲等；另一種是性味寒涼的食物，像梨、柚子、火龍果等水果容易損傷脾陽。

辛辣刺激的食物：如麻辣鍋、燒烤、辣條等。

油膩的食物：如炸雞、肥肉等食物，還有奶油蛋糕等甜點，這些食物不易被消化，會加重脾胃負擔，導致消化不良，加重脾虛。

想要脾胃好，還要注意進食時間。中醫聖賢發現了一種以十二經脈對應十二時辰的規律，叫「子午流注」。其中，胃工作的時間是辰時，也就是早上七點至九點，而脾工作的時間是巳時，即早上九點至十一點。在這兩個時段裡，氣血剛好流經脾、胃二經。由此可見，按時間吃早餐，才能充分調養脾胃。

3 脾虛分五類，未妥善治療也會惡化

中醫將脾虛大致分為五類：脾氣虛、脾陽虛、脾陰虛、脾不統血、中氣下陷。不同類型的脾虛導致的症狀不同，不能籠統地用一種方法治療。

脾氣虛

過度思慮和勞累都容易引起脾氣虛。臨床症狀表現多為疲乏無力、面無光澤、精神倦怠、少氣懶言、食欲不振、進食後容易肚子脹等。

脾陽虛

脾陽虛又叫脾虛寒症，常伴隨脾氣虛出現，一般是在脾氣虛的基礎上，出現畏寒怕冷的症狀，如四肢不溫、喜歡喝熱水等，並在吃了生冷食物或受涼後出現腹痛、四肢浮腫、嘔吐、大便異常等明顯症狀，女性還會出現白帶異常等症狀。脾陽虛的人，一般吃得比較少，但容易腹脹腹痛，吃寒涼的食物後，症狀表現更明顯。

脾陰虛

脾陰虛又叫脾精不足，一般是由不良的飲食習慣和長期抑鬱造成的。脾陰虛會導致營養運輸過程動力不足，內生虛熱，出現口乾舌燥、食欲不振、胃部不適、腹脹不消化等症狀，並伴有心煩意亂、疲倦乏力、便祕、舌紅少苔等，因此改善脾陰虛的治療方法要以「清熱滋陰」為主。

脾不統血

脾不統血是指脾臟功能減弱，不能統合血液，出現各種出血症狀，如皮下瘀青、便血、尿血、月經量過多、崩漏等。日常表現為氣血不足、身體易乏、四肢冰涼、畏寒怕冷等。

中氣下陷

脾在運輸營養的過程中，以上升運動為特點，如果脾的氣力不足、虛弱虧損，便容易出現頭暈眼花、食欲不振、腹脹腹瀉等症狀，若嚴重，還容易引起持續腹瀉、脫肛、內臟下垂（子宮脫垂和胃下垂等）。

在我們開始補脾之前，一定要先判斷好自己是哪一類型的脾虛，根據不同的病證類型及病因來調理。如果沒弄清楚，倉促開始進補治療，可能不僅沒辦法健脾，反而雪上加霜，讓脾虛的症狀更嚴重。

脾虛會惡化嗎？

你可能會問，脾虛還會惡化嗎？答案是肯定的，任何疾病不加以調理，都可能引發更嚴重的後果，比如脾陽虛就是脾氣虛的「升級版」。它們的區別一般體現在哪裡呢？概括來說，脾氣虛導致身體各器官機能倦怠，脾陽虛則導致狀況加重，直接反映出病理症狀。舉例來說，**脾氣虛只會導致氣色差，而脾陽虛會讓人在外貌和體型上都發生巨大的變化**。

脾氣虛發展到一定程度時，就會出現畏寒怕冷的症狀。很多人常年喝熱水，天冷就把自己穿得像個粽子一樣，但仍舊手足冰涼，身上涼意總是消不掉。事實上，這種狀況是由於脾氣虛升級成了脾陽虛，身體無法調節自身的溫度所造成，光靠保暖沒有用。若持續發展，脾陽虛的人免疫力會下降，出現易感冒咳嗽、胃腹不舒服、尿多、失眠等症狀。

因此我們說，越早開始補脾，就越容易見效，一直拖著不管，脾就會給你製造更多的麻煩，直到你開始重視它為止。這讓人不由得想起「治病於未發時」的典故。傳說扁鵲是春秋戰國時期的名醫，但很多人不知道，其實扁鵲兄弟三人的醫術都很高明。

有一次，魏文王問扁鵲：「你們兄弟三人，哪一個最擅長醫術？」扁鵲說：「我大哥最擅長，二哥次之，我最不擅長。」魏文王問為何，扁鵲解釋：「大哥治病於未發之時，一般人不知道他事先能根除病根，名氣也就無法傳出去。二哥治病於初起之時，一般人以為他只能治些小病，名氣只傳於鄉里。而我治病於病情嚴重之時，所以大家認為我的醫術高明，名氣因此傳遍全國。」

對於醫師來說，能治好疑難雜症當然更能體現出醫術水準；可是對於患者來說，病越小，越好治。在疾病剛開始時，我們就斬草除根，從飲食習慣和作息運動上著手，把疾病扼殺在搖籃裡，這樣就能「治病於未發時」。

4 久坐傷肉，其實傷的是脾

在這個網路時代，很多人的工作都需要對著電腦久坐，長時間不動地盯著螢幕。這種工作習慣會讓全身的氣血經絡不通暢，代謝變慢。自古以來就有「久坐傷肉」的說法，這裡的「肉」，說的就是脾。

因為當你坐著工作時，大腦高速運轉，手指飛速敲打，心臟呼吸都在忙碌，肝臟也在努力調配血液，只有肌肉很空閒。眾所周知，一旦閒下來就容易生病。**肌肉得不到鍛鍊，就會逐漸變得無力甚至萎縮，脾主肌肉，因此受影響最大的就是脾。**

肌肉的氣血不通，脾的氣機就會瘀滯，導致脾的運化功能出現問題，沒有食欲，還容易腹脹、便祕、消化不良。而且久坐易導致血液循環減慢，血液黏稠度增高，也容易罹患高血壓和動脈硬化。所以，坐在辦公室的朋友們，沒事多站起來走一走，平常如果沒時間去健身房運動，也可以在座位上做一些簡單的伸展操，像是：

頸背運動

端坐或站直，身體自然放鬆，頭慢慢向下低，讓下巴儘量靠近胸部，感受背部肌肉被拉開的感覺，然後緩慢抬起頭，抬到你能到達的最高位置，讓頸椎肌肉得到放鬆。這個動作重複五次。接著緩慢向左轉頭，到最大限度，停留五秒，再向右轉頭到最大限度，停留五秒，重複進行五次。

手部運動

屈伸雙手前臂，重複五次，再分別按順時針、逆時針方向旋轉手腕各五次。然後舒展、抓握五隻手指，重複十至十五次。再將雙手向兩側伸展，屈起前臂，雙手握拳，拳眼對著肩膀部位，上臂用力，圍繞肩關節旋轉，重複進行二十次。

腹部運動

站姿，雙腳分開並與肩同寬，腰背挺直，收縮腹肌，向前彎腰至最大限度，停留五秒，然後放鬆腹肌，緩慢恢復站姿。彎腰時吸氣，站直時吐氣。重複五至十次。

腿腳運動

坐在椅子上，背部靠在椅背上，慢慢伸直左腿，當感覺腿部肌肉緊繃時，堅持五秒，然後放鬆，換右腿做相同動作。左右腿交替十五至二十次。然後雙腿併攏，膝蓋彎曲，自然坐好，腳掌放在地面上，接著儘量抬起腳後跟，就像跳芭蕾舞一樣，使腳尖著地，堅持五秒鐘，再放下腳後跟，反覆進行十五至二十次。

越睡越累，是因睡太久影響神經功能

除了「久坐傷肉」之外，我們還要留意「久臥傷氣」。很多人誤以為睡眠時間越長越好，一到週末或者假期，就一覺睡到中午才起來，殊不知，睡眠超過八小時，會妨礙神經系統的正常功能。因為長時間不動，睡眠中樞就會疲勞，而其他中樞受抑制的時間過長，恢復的過程就變慢，所以會出現「越睡越睏」的現象，即便睡醒也覺得昏昏沉沉，沒有精神。

尤其是青少年，大腦還沒有發育完全，久坐不起、久睡不醒，不只會影響脾胃功能，還有可能導致大腦損傷，使記憶力衰退、理解能力降低、學習成績下降，重要的考試考不過，影響學習和生活。所以，我們一定要早睡早起，睡醒別賴床，沒事就多活動，這樣才能保持頭腦清醒和身體健康。

晚清名臣曾國藩每日自省自律，他有一句話令後人稱頌：「黎明即起，醒後勿沾戀。」細細品來，這不僅是一種生活習慣，也是一種人生境界。為人做事，什麼時間做什麼事，不貪圖享受，不拖泥帶水，過好當下，才是大智慧。

5 起居無定時、吃飯無定量，易引發脾胃病

《黃帝內經》裡說：「上古之人，其知道者，法於陰陽，和於術數，食飲有節，起居有常，不妄作勞，故能形與神俱，而盡終其天年，度百歲乃去。今時之人不然也，以酒為漿，以妄為常，醉以入房，以欲竭其精，以耗散其真，不知持滿，不時禦神，務快其心，逆於生樂，起居無節，故半百而衰也。」

簡單來說，就是上古時代的人大多了解養生的道理，所以能效法於陰陽之道，並採用各種養生方法來保養身體，飲食有節制，作息有規律，不輕易透支身心健康，因而能夠使形體和精神協調，活到他們應該到的歲數，一百歲以後才去世。現在的人就不同了，把酒當作漿水一樣縱飲無度，經常沉迷於荒唐的生活中，乘著酒興縱意房

事，因色欲過度而耗竭精氣，造成真元敗散。正是由於不懂得要保持旺盛的精氣，經常過分使用精神，貪圖一時的快意，背棄了養生的樂趣，生活全無規律，所以五十歲就衰老了。

那麼，想要養生，我們就要效仿上古之人，「食飲有節，起居有常，不妄作勞。」調養脾胃，一定要規律飲食，不可餓一頓飽一頓，尤其是早餐，一定要吃。

很多人為了減肥或者為了睡懶覺，養成不吃早餐的習慣，這對脾胃傷害很大。因為胃是個「優秀員工」，它不管你是否有吃飯，都會正常分泌胃酸。若分泌出的胃酸沒有食物可以消化，就會「消化」胃黏膜，導致胃潰瘍、胃炎等疾病。

脾胃本來就不怎麼好的人，更要定時定量吃飯，一次不要吃太多，《黃帝內經》裡說：「飲食自倍，腸胃乃傷。」現在生活條件好了，美食越來越多，很多人貪嘴，暴飲暴食，胡吃海塞，甚至還誕生了吃播這個職業。很多人以「能吃」為傲，為自己飯量大而揚揚得意，殊不知，疾病已經慢慢開始扎根。等健康出了問題，就悔之莫及了。

我們終究是肉體凡胎，脾胃的消化轉運也有限制。當你在一輛承重二五〇公斤的小車上放兩噸的貨，車還怎麼往前跑？沒壓壞已經是僥倖了。

合理的食量，是指一個人恢復自感自覺，不為貪欲而吃的食量。感覺七分飽就放下筷子，不要貪多。還有些人，因為挨餓過或者從小堅信不能浪費食物，所以有時飯做多了，怕食物放壞，即便明明吃不下，還是會勉強自己吃下去，覺得這樣才不算浪費。

但是我們要知道，脾胃的健康可比幾口剩飯重要得多。想不浪費食物，一開始就少做些飯，少買些食物，量力而入。吃進去的每一口飯，都是你真心想吃的，這才是對食物最大的尊重。

想養脾胃，千萬不可「吃飽就睡」

現代人工作壓力大，回家吃完晚飯就想躺在沙發上放鬆，有的人直接連洗澡都省略了，吃完飯倒頭就睡，但這樣的飲食作息，對脾胃沒什麼好處。

《素問．五臟生成篇》曰：「人臥則血歸於肝。」即人躺著的時候，血液會回到肝臟裡，脾胃等臟腑裡的血流量減少，消化速度變慢，食物就會滯留在胃裡。胃為了消化這些堆積的食物，會更努力地分泌胃酸，損傷胃黏膜，**而且因為你平躺或側躺時，胃酸回流，可能會損傷食道和咽喉，導致逆流性胃炎**（bile reflux gast ritis，BRG），**並引發肥胖、高血壓、糖尿病、脂肪肝等疾病**。

所以，晚餐最好安排在六點至八點間食用，吃完飯後的三小時內，儘量別躺下，最好去散步消化。俗話說：「飯後百步走，活到九十九。」不是沒有道理。如果是冬天出門散步，一定要穿保暖，因為胃也很怕冷空氣，一遇冷，就會收縮痙攣，有可能出現胃部絞痛的症狀，所以一定要保護好胃部，別讓它受寒。

常熬夜，脾胃也跟著受累

熬夜在現在越來越普遍。有些人熬夜是為了加班工作，有些人熬夜則是報復性娛樂，白天工作學習太累了，晚上就想放縱，好像不熬夜，這一天都白過了一樣。夜深人靜，四下無人，萬籟俱寂，給人一種看似自由的感覺。可如果你想要健康長壽，就千萬別被這種自由的假象蒙蔽了。熬夜，就是脾虛的催化劑。

李東垣在《脾胃論》裡說：「勞倦則脾先病，不能為胃行氣而後病。其所生病之先後雖異，所受邪則一也。」《黃帝內經．素問．舉痛論》裡也說：「勞則氣耗。」過度耗費心力體力，就會讓脾胃勞累過度，使人胸悶氣短，反應遲緩，消化不良，食欲減退。

所以我們要勞逸結合，累了就睡，不要為了趕工作或享受娛樂，成宿熬夜，傷害自己的身體。而且我們認真想一想，真的有什麼事是值得我們熬夜的嗎？有什麼事是我們不做天就會塌下來的嗎？晚上不加班，公司就會倒閉嗎？少看一會兒短影音，明天就沒得看嗎？問題的答案顯而易見。

中醫專家徐文兵老師說過一段話：「如果用生命去博取名利、地位、金錢，如用隋侯之珠，射千仞之雀。什麼是隋侯之珠？古代珍珠是很貴的，獻給隋侯的珍珠又大又圓。你拿那麼寶貴的珍珠去打鳥，而且那個鳥飛得那麼高，在千仞之上，打不到的可能性很大。你去打這個，不值得啊。這就是一個價值觀的問題，值與不值的問題。端正了對生命的態度，再講方法論。」

人生在世，功名利祿如過眼雲煙，只有自己的身體，是時時刻刻伴隨你的，所以我們要努力讓身體健康。不要為了追逐一些虛無縹緲的東西，丟掉最基礎的健康，要少熬夜，多休息，照顧好自己。

如果因為特殊原因要熬夜，那麼至少要保持愉快的心情。**熬夜的時候容易餓，可以吃一些澱粉含量少的食物，搭配富含蛋白質的食物，比如豆漿、雞蛋，來補充體力**。不要吃餅乾、甜點之類的零食，因為這些零食不僅會對腸胃帶來負擔，還會讓你感覺昏昏沉沉，降低效率，夜就白熬了。

總之，不是非熬夜不可的情況，最好不要熬夜。按照自然的規律來工作和休息，該睡就睡，身體才會慢慢恢復，第二天也會更有精神。透支身體，偶爾一兩次看不出有什麼問題，但日積月累，一定會體現在身體上。

調養脾胃吃什麼？

如果你常年忙於工作，無奈只能「起居無定時，吃飯無定量」，那麼經常喝一些養生粥，會對脾胃有幫助。「粥」是脾胃的特效藥，比如薏苡仁粥可以健脾和胃，紅棗粥能夠補血、保護肝臟，小米粥能補中焦（上腹部）氣血，黨參粥能補氣健脾。下列兩種湯就很適合熬夜的人：

鮮百合銀耳燕窩湯

食材　銀耳30克、燕窩1盞、水梨1個、百合30克、少量冰糖。

作法

1 銀耳泡發洗淨，撕成小朵；燕窩放在溫水中泡90分鐘。

2 把水梨洗淨切塊，然後和銀耳、燕窩一起放入鍋裡，加清水，大火煮沸。

3 鍋中放入百合，小火再煮20分鐘，加兩三塊冰糖，即可食用。

功效 有養肝健脾、益胃滋陰的效果。

蓮子桂圓湯

食材 蓮子及桂圓各30克、紅棗20克、少量冰糖。

作法

1 蓮子洗淨去心，桂圓去殼去核，紅棗洗淨對半切開去核，然後把它們一起倒入鍋裡，加清水。

2 大火煮沸，轉小火再煮20分鐘，加兩三塊冰糖，即可食用。

功效 有補養氣血、健脾和胃的效果。

慢性胃炎如何調養？

如果你已經出現了胃病的症狀，接下來我們也列出了一些調養胃病的方法。中醫認為，慢性胃炎通常是因為長期情志不遂，飲食不節，勞逸失常，導致肝氣鬱結，脾失健運，所以需要健脾養胃，疏肝行氣。

生薑豬肚湯

食材 豬肚1個、生薑15片。

作法

1 豬肚加麵粉和鹽洗乾淨，生薑切碎後塞入豬肚，兩端紮緊，放入砂鍋。

2 大火煮沸，再轉小火煮至熟爛。撈出豬肚切片，吃肉喝湯。

胃下垂如何調養？

中醫認為胃下垂是脾氣虛而下陷，導致不能升清托舉臟器，因此要健脾益氣。

麥芽山楂雞蛋羹

食材 雞蛋2個、藕粉適量，麥芽、山楂、山藥各15克，鹽適量。

作法

1 雞蛋打散調勻，藕粉打成糊。

2 把麥芽、山楂和山藥加入清水中，大火煮沸，轉小火煮1小時。

3 去除藥渣，再加入雞蛋液和藕粉糊，攪勻煮沸，加鹽調味，即可食用。

胃炎、胃下垂這些小病看似沒什麼，可如果我們聽之任之，放任不管，就會越來越嚴重。尤其是慢性胃炎，平常沒什麼感覺，對生活也沒多大影響，一旦等到嚴重時，往往就來不及了。

有些人自恃年輕，以為沒什麼事，每次胃痛就隨便吃點藥，不當一回事，天天熬夜喝咖啡。不注意保養，胃痛發作的頻率會越來越高，程度也越來越嚴重，直到它引起你的重視。

與其那時再亡羊補牢，不如現在就防患於未然，治病於未發時，從現在開始，愛惜你的胃。日常飲食一定要細嚼慢嚥，不要狼吞虎嚥，充分發揮牙齒的咀嚼作用，減輕胃的負擔。少食多餐，不要等到餓得不行了才吃東西。此外，要戒菸、戒酒、戒咖啡，不吃不新鮮的水果、蔬菜，不吃鹹菜、臘肉等太鹹的食物，不吃生冷、油炸、堅硬難消化的食物。管住嘴，胃才會變好。

飲食不規律，也容易得厭食症

北宋詞人柳永寫過一句千古名句：「衣帶漸寬終不悔，為伊消得人憔悴。」聽著很浪漫，想念一個人，茶飯不思，人影消瘦，連衣服都變寬鬆了，卻一點兒都不後悔。實際上，真的為情所困，得了厭食症，就沒那麼浪漫了。

現在很多女藝人由於職業需求，瘦得皮包骨，腿細得跟兩根竹竿似的，脾胃很容易出問題。一個健康的女人，身上一定是有肉的。體脂率低到一定程度，痛經、閉經，還有其他婦科疾病就會立刻找上門。瘦到一定程度，整個人病懨懨的，做什麼事都提不起興趣，這樣的日子，有什麼滋味呢？

除了為情所困和病態審美之外，厭食症還有一些其他原因，比如有的人喜歡吃甜食和高蛋白食物，抑制了食欲；有的人性格孤僻，不愛跟人打交道，心理承受能力差，心情不好就不想吃飯；還有些人是飲食不規律，飢一頓飽一頓，導致脾胃失和。

罹患厭食症後，人體為了生存，會過量燃燒脂肪，導致皮膚生皺紋，看起來比真實年齡老，而且容易掉髮、水腫，會出現心臟功能下降、腦供血不足等問題。想要治療厭食症，可以從以下四個方向來著手：

1 飲食定時定量，不要挑食

這個不吃那個不吃，營養不會均衡。人工零食儘量不要吃，如果戒不掉就少吃一些，在兩餐飯之間吃，不要影響正餐。待飲食慢慢恢復後，體重也會逐漸回升到健康水準。

2 不要暴飲暴食

厭食往往伴隨著暴食，要麼不吃，要麼控制不住，吃到肚子快炸開，這樣對身體傷害非常大。可以少量多餐，多吃蔬菜水果，少喝飲料。

3 適當做一些運動

因為運動可以幫助恢復食欲。

4 充足的睡眠

睡眠能夠讓人體神經得到充分的休息，一旦好好休息，脾胃才能正常地運化。脾胃運化正常，營養物質才能被人體吸收消化，人才會有餓的感覺，不會那麼厭食。

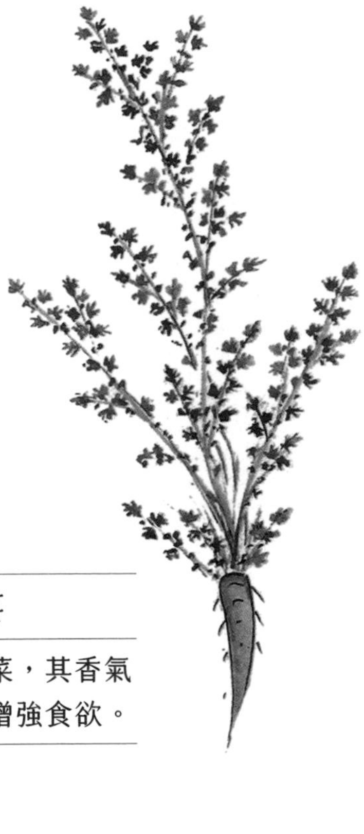

胡荽

胡荽，也叫香菜，其香氣能開胃健脾，增強食欲。

6

脾胃是對情緒敏感的器官

人可能會被氣死嗎？當然可能，而且不在少數。古有周瑜被氣得吐血而亡，現有數以億計的人因為情緒不好而患有各類惡性疾病。

「氣死」是個很籠統的說法，按中醫來說，就是肝氣鬱結，氣血不順，導致身體各部分機能出現問題，使疾病產生及惡化。有人曾說，現在每天的累不是因為工作，而是因為工作中遇到的人和事。這是一個煩瑣又充滿意外的過程，常常讓人覺得委屈、憤怒、鬱悶，但是由於環境原因，又不能隨心所欲地發洩出來，久而久之，全部都由自己的身體承擔了。

生氣是由肝氣鬱結導致的，但是跟脾也脫離不了關係，脾虛容易導致生氣，而肝氣鬱結一旦變嚴重，也容易影響脾的健康。

肝和脾是一體兩面，治療肝病要先健脾

《素問．玉機真臟論》中說：「脾脈者土也，孤臟以灌四傍者也。」意思是指，脾在五行中屬土，滋養其餘四臟及所有身體機能要部。《醫宗金鑒》中提到：「肝為木氣，全賴土以滋培、水以灌溉。」也就是說，肝在五行中屬木，脾胃功能正常，肝的疏泄功能才能正常。

反之，《素問．五臟生成篇》有句話說：「土得木而達之。」意思是指脾要正常運行，離不開肝的幫助，所以兩者保持著「木克土、土滋木」的關係。肝和脾兩者的關係正常，功能就正常；關係不調和，或任意一方出現健康問題，另一方也會跟著衰弱。

除此之外，《金匱要略》中說：「見肝之病，知肝傳脾，當先實脾。」意思是指：如果肝生病，極容易傳染給脾，而要治療肝病，得先健脾。在肝脾不調的問題中，最常見的毛病是肝鬱脾虛，一般分為三種情況：一是土虛木乘，意思是如果脾氣虛，就容易被肝氣克制，導致脾更加虛弱；二是肝的疏泄功能虛弱，導致肝氣鬱結，脾也不能正常運化，導致木鬱土虛；三是肝的疏泄超出正常強度，導致脾胃功能失調，中醫上稱之為木旺乘土。

脾虛的人氣力不足，在生氣時，一般不是大吵大鬧、暴跳如雷，而是生悶氣。精神氣差，心情差，身體倦怠，不想說話，連飯也不想吃，且脈弱。

如何調理肝部疏泄導致的脾虛呢？

對於肝部疏泄導致的脾虛，或脾虛導致的肝部不適，又或是兩者不調，中醫上常用「補氣三兄弟」來調理，即：黨參、人參、黃耆。這三者的使用範圍都很廣，可以補力補氣，增加體力和活力。

《本草從新》則推薦用佛手調理脾虛：「理上焦之氣而止嘔，進中州之食而健脾。」除觀賞外，佛手也是一味極好的中藥，可以疏肝理氣，搭配黨參效果更佳。除此之外，黨參、白朮、木香、陳皮都是不錯的補氣理氣良藥。但是如何食用，則需要在醫師的指導下才能入食，亦可參考如下茶譜。

黨參佛手茶

食材　黨參10克、佛手5克。

作法 開水沖泡後，可代茶來飲用。

玫瑰茶

食材 玫瑰花苞10克。

作法 開水沖泡後，可適當加入冰糖飲用。

每天做舒氣操，補力又補氣

此外，也可透過做操來舒緩身體，增加體力。下列舒氣操的每個動作，每次都是持續八拍，可早中晚各做一次，適合在辦公室進行，只有身體舒緩，肝臟才能舒緩。

1 呈自然站立狀態，雙腳微開。

2 腳跟微踮起，雙手向上舉起，盡力向空中伸展至最高處再緩緩收回。

3 雙腳併攏，雙臂向兩側盡力向後擴，堅持8拍再緩緩收回。

4 雙腳併攏，彎腰向下，手指尖碰地。

5 借助椅背，雙臂向背後靠攏伸展，堅持30秒以上。

6 微蹲後雙手抱膝，每次保持60秒以上。

7 向後彎腰到最大幅度，每次堅持30秒以上。

常生氣，易傷脾

常有人勸，不要生氣，生氣對身體不好。道理大家都懂，都會說，但沒多少人做得到。無數悲劇告訴我們，生氣是世界上最無效的行為，除了傷害自己，其實對別人影響不大。不生氣，不是勸你軟弱，是勸你保護自己。

人都有不好的情緒，要學會尊重自己的感覺，接納、面對，並學會正確處理它。學會克制和管理情緒，是保護自己的重要措施，也是提升生活品質與幸福感的基本。生氣時，我們可以嘗試以下方法來化解：

深呼吸，多喝水

簡單的深呼吸能相對減輕憤怒的情緒，人體在生氣時會分泌出一種腎上腺素，也被稱為「痛苦激素」，這種激素會讓人情緒低落，煩躁不安。大量喝水有助於身體排出這種激素。

聽音樂

找一些悅耳舒緩的音樂來聽，舒緩的音樂可以幫助你恢復平靜。先冷靜下來之後，再考慮下一步要怎麼做。

寫日記

把自己心中的不滿、憤怒、煩躁等負面情緒全部寫出來，寫作的過程就是發洩的過程，寫完之後再回頭看寫下的東西，就會知道其實都是一些沒必要生氣的小事。

散步

做完了以上三點，若心情還是不好，不妨出去散步，呼吸新鮮空氣，看看外面的花草，換個環境，也許感覺心情立刻就不一樣了。

7 濕氣堆積於體內，也很傷脾胃

《黃帝內經》中病機十九條，其中一條提到：「諸濕腫滿，皆屬於脾。」意思是脾虛易產生濕氣堆積，導致人變得虛胖浮腫，以及出現一系列因為濕氣引起的病症，因此，又將體內的濕氣稱之為毒氣或毒素，是人體不必要的廢氣、垃圾。

現代人喜歡在觥籌交錯的氛圍下談事情，經常在飯桌上大快朵頤，晚上又常常吃消夜，肥甘厚味的東西吃多了，就會導致濕熱聚集於中焦（上腹部），出現脾胃濕熱的症狀。脾胃濕熱的主要表現是身體疲憊、口苦、口渴又不想多喝水、尿少而黃。長此以往，還可能發展出慢性胃炎、脂肪肝、高血脂、濕疹等疾病。

想要治療脾胃濕熱，關鍵在於清熱利濕，讓脾氣變得充足。脾氣充足了，水濕自然就能代謝出去，例如金銀花、菊花、苦瓜、冬瓜、絲瓜、蓮藕、鴨肉等食物，都有這樣的功效。

祛濕要對症下藥，才能緩解脾虛

除了飲食之外，當外界的寒濕進入人體，首當其衝的就是脾胃。不管是夏天貪涼喝冷飲和吃寒涼食物，還是雨天淋雨沒及時擦乾，抑或是居住的環境濕氣較大，都會導致寒濕困脾的症狀。

寒濕困脾最常見的表現就是腹部脹悶，口水黏稠，嘴裡沒味道，大便軟而無形，黏在馬桶上沖不下去，面色萎黃，容易水腫。女性若寒濕困脾，還會出現白帶增多等情況。

《黃帝內經》提出了治療寒濕困脾的方法，**即用溫熱的食物和藥物將寒濕驅趕出體外**。中醫最常用的方法是艾灸，艾草性溫，能夠溫熱身體，讓人發汗，排出多餘的濕氣。每天抽出十五分鐘，用艾條灸脾俞穴，就能有明顯的效果。

祛濕是很複雜的過程，中醫常以內服、外治、藥膳、食療、藥茶等多種方式進行治療。如果你有明顯的脾虛症狀，可先到醫院就診，確定是否為脾虛，且是何種脾虛。由專業的醫師確定後，在日常生活中再對症調理，效果會更好。

濕氣重的典型症狀

1 全身無力

莫名感覺睏，說話沒精神，容易疲倦，喜歡坐著不動也不說話，還容易出現頭暈昏沉等現象。全身沉重不清爽，有異樣感。

2 食欲不振

因為脾出現問題，導致食物消化運送無法到位，廢氣累積在內部就吃不下，甚至連水也不願意喝。

3 大小便異常

大便黏膩且腹瀉，頻尿、尿黃。

4 舌苔異樣

脾虛濕重的人，舌苔多為厚膩的白色，舌頭肥大，兩側有齒痕。

5 多發老年常見疾病

如心腦血管疾病、糖尿病、關節炎、慢性支氣管炎等疾病。

6 **皮膚受損**

面色憔悴無光澤、暗黃，併發炎症，出現黑眼圈、眼袋等。

7 **虛胖**

腹部容易肥大，且不能透過節食、運動來減重。

8 **怕冷盜汗**

睡覺時經常出汗，醒後不再出汗，有時感覺口乾舌燥。

8

懷孕、分娩的女性，也容易脾虛

生育對女性來說，是個特別艱難的過程，身體會受到極大的傷害。有些是肉眼可見的，有些卻是不能與人言說的，還有一些是身體內部機能的下降，連她們自己也意識不到。

女性懷孕後脾虛的原因

女性懷孕後，自身免疫力是很弱的，各方面的機能都會減弱，而內臟及身體的負擔卻越來越重。一般女性懷孕後出現脾虛，有以下原因：

1 本身在懷孕之前就存在基礎疾病，脾胃功能不好，在受孕後情況變得嚴重，並且突顯出來。

2 因為妊娠反應導致食欲下降，營養無法馬上被吸收，或者為了胎兒飲食過量、營養過剩等。

3 懷孕不適導致睡眠品質變差。

4 因孕期的激素變化，導致情緒變差。

5 在懷孕時，整個身體包括內臟功能變弱，自我調理能力變差。

很多人容易對產後的婦女有誤解，認為就算是懷孕和生產時對身體損害很大，坐完月子後，調養大半年，就能恢復如常了。但其實，生產對女性的傷害，不是大半年或者短短幾年的時間就能恢復的，這對有些女性身體的傷害是永久，且調理不過來的。

產後脾虛還有一個很常見的原因：有些人能意識到懷孕和生產對身體的傷害，所以孕期被保護得特別好，但是等生產完，家人在精神上就鬆懈下來，覺得沒事了，放鬆警惕，疏忽大意，不注意禁忌，飲食調理也沒跟上，導致產後脾虛。

其實產後很長一段時間內，還是應該繼續對女性進行特殊護理和調養。女性懷孕時，體內會滯留很多的水排不出去，所以女性生育時和生育後，動不動就大汗淋漓，十分虛弱，容易受涼風邪氣的入侵。而此時脾臟處於功能較弱的狀態下，排濕的功能又不夠，更容易累積起來。產後體內負擔重，還要日夜照顧孩子，休息不好，又想積極重新投入社會，身體和心理都疲憊不堪，當然不堪重負。久而久之，這個過程就拉得很長，脾虛就越來越嚴重。

懷孕、分娩導致的脾虛，如何調理？

調理因為懷孕、分娩導致的脾虛，要分開來討論：首先，孕期女性調理具有特殊性，需要謹慎；其次，**女性分娩後及流產後的調理，以進補營養和修復為主。**

孕期女性的脾虛，如何進補？

在食物方面，注意飲食，但不要大補。很多補品及中藥對孕婦均不合適，稍有不慎，後果嚴重。相反，還是以清淡飲食、均衡為主。有人認為孕婦就應該多補充營養，總是吃各種補品，這是萬萬不可以的。相反地，清淡的小菜、溫補的肉類和蔬菜水果對孕婦很有益。

分娩及流產後的女性脾虛，如何進補？

分娩及流產對女性身體來說是大動元氣的事情，根基已受到傷害，進補時就需要以修復和補充為基礎。但是也要適量，不能補過頭，讓身體增加額外的負擔。可以吃一些營養健脾的食物，多吃雞鴨魚肉，多喝排骨湯、雞湯等溫性的食物。此外，還可以吃人參健脾丸來調養。日常要注意保暖，不要受涼，多曬太陽，多活動，忌寒涼辛辣、刺激性食物。

貳

脾虛的影響，比你知道的更嚴重

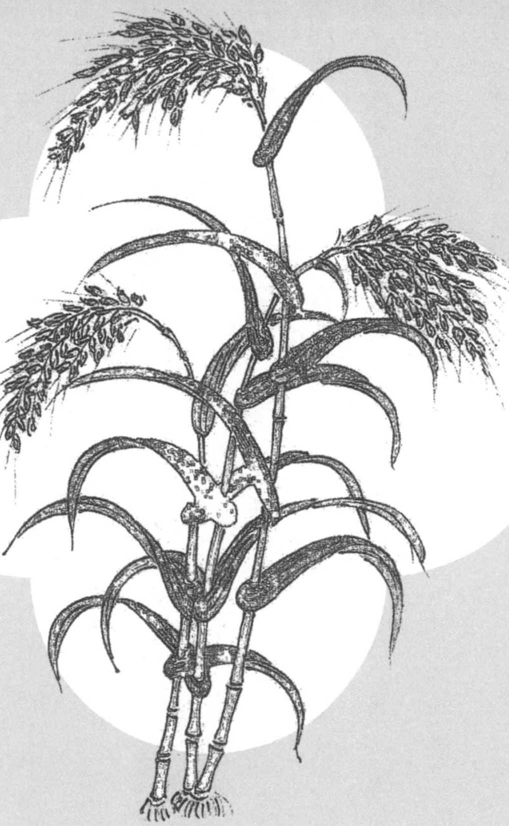

腎其華在髮，髮為血之餘，

脾為氣血生化之源。

1

小兒脾虛，會影響發育

生活中，當我們看到兩個體型相差較大的孩子在一起時，常常會覺得胖的那個孩子飯量大，瘦的那個孩子一定是平時沒有好好吃飯。但真相很可能出乎你的預料。

有的孩子飯量很大，可就是不長肉，為什麼呢？很可能是他的脾胃出現了問題。一旦脾胃功能失調，就無法吸收和運送食物中的營養物質，導致身體器官缺乏足夠的能量，從而出現體型消瘦的現象。

脾胃失調的原因很多。有些孩子胃口好，吃得多，可他們不懂得忌口，什麼都吃，傷脾胃的東西吃多了，導致脾胃功能受損。有些孩子長期以零食代替主食，零食中又比較缺乏孩子身體成長和健康發育需要的營養物質，還有各種各樣的添加劑和防腐劑，會增加脾胃的負擔，導致脾胃失調。如果沒有及時注意保護孩子的脾胃，不但孩子會出現過胖或過瘦，還會影響正常的生長發育。

「脾虛」是導致孩子瘦小的原因之一

小孩子身體瘦弱的原因很多，有些是遺傳父母，這種往往很難改善，而有些卻是後天造成的脾虛。平時餓一頓飽一頓、愛吃零食、缺乏運動等，都會導致脾虛。用現代醫學來說，就是身體中缺乏一些微量元素。微量元素不夠，孩子發育遲緩，體型也會比同齡人矮小。

很多家長會抱怨：「我家孩子就是不好好吃飯，追在屁股後面餵都沒用。」其實，孩子不好好吃飯，可能不是因為你做的飯不好吃，或者他們故意不聽話，而是因為脾胃弱，實在吃不下。強迫他們吃飯，只是治標不治本。想要讓孩子發自內心地想吃飯，還是要先健脾。

因為孩子正在長身體，要健脾養胃，採用「藥補」和「茶補」的方法並不合適，這兩種方法多少都會為身體帶來一定的副作用。因此，要從飲食和日常作息，以及生活習慣方面調理。

兒童的脾胃一般比較脆弱，但他們正在探索期，不知道什麼能吃，什麼不能吃，什麼對身體好，什麼傷脾胃。所以作為家長，就要多操心，盡可能減少帶孩子在外面吃飯的機會。少點外送，少做一些辛辣刺激的飯菜等，這些都是保護孩子脾胃的關鍵。這類食物不但口味太重，而且也不健康，長期食用這類食物，也很難再習慣吃家常便飯。

就像我身邊有位朋友，喜歡吃鹽，平常吃家常菜，飯菜都上桌了，他還要再加一次鹽，不然就吃不下去，覺得沒味道。但是食鹽攝入過多，對身體的損害很大，因此他年紀輕輕就罹患高血壓。成年人都這樣，更別說兒童了。

有些家長自己的廚藝可能並不好，工作太忙，也沒精力為孩子去學做飯。和孩子一起在家時，不是懶得做飯，就是只會做一些類型單一的食物，或是只做自己喜歡吃的東西，往往會忽略孩子正在成長。

實際上，作為家長，應該多注意孩子們喜歡吃什麼，應該吃什麼，不能吃什麼。不妨回憶一下，家裡是否經常做炒臘肉、青椒肉絲、大盤雞、麻辣牛肉等重口味的食物？其實這些食物對孩子的脾胃都不好，可是孩子沒辦法挑選，只能跟著大人吃，吃不到真正適合自己的食物，身體自然不會好。

如何幫助孩子好好吃飯？

想幫助孩子更健康地成長，就要從培養日常飲食習慣做起。身為父母，應盡可能地給孩子言傳身教，幫助他們養成良好的飲食習慣。除了人們常說的不挑食外，還有以下幾點要注意：

1 要忌口

孩子不適合吃的，就堅決不讓孩子吃，或不能多吃。此外，孩子如果感冒發燒，也需要嚴加管理飲食。

2 多吃五穀雜糧

五穀雜糧中含有的澱粉、膳食纖維以及維生素B，是其他種類食物無法替代的。因而要保證孩子每天都能吃到五穀雜糧，這不僅對孩子日常活動、生長發育和健康至關重要，也為培養孩子飲食習慣和身體健康打下良好基礎。

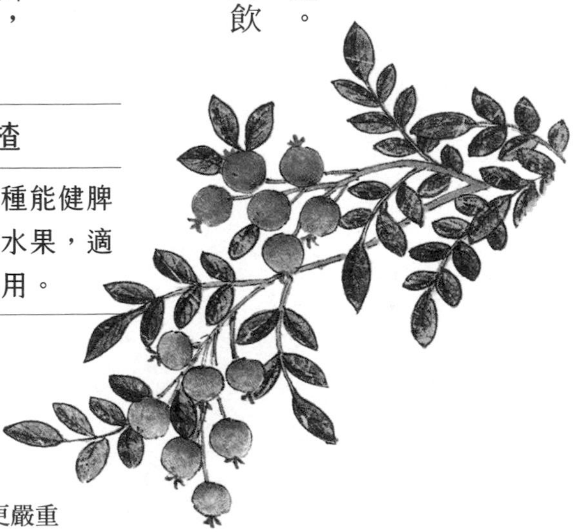

山楂

山楂，是一種能健脾消食的長壽水果，適合小孩子食用。

3 專注地吃飯

吃飯時儘量不要被其他因素打擾。

4 細嚼慢嚥

很多孩子為了玩，吃飯胡亂吃幾口，囫圇吞下去，這樣很傷脾胃。

5 不吃太飽

有些家長對孩子的飯量不控制，任由孩子看見喜歡的食物就吃得停不下來，直到把肚子撐得圓滾滾的。吃太飽容易發生積食，很傷身體。再好吃的食物，也只能讓孩子吃八分飽，否則一旦養成習慣，不但會把胃撐大，也會影響健康。

6 不吃消夜

一定要禁止孩子在晚上九點過後進食，尤其是睡前進食。小孩子的消化系統本身就沒有發育成熟，若再吃消夜，會加重脾胃負擔，影響生長發育。

2 女性月經不調，「脾虛」是主因

深受痛經折磨的女性不在少數，很多人都把這歸因於身體素質不好，甚至司空見慣之後，會覺得痛經是女性每個月必然經歷的一場劫難。我們只知其然，卻不知其所以然。

《醫宗金鑒》中記載：「先天天癸始父母，後天精血水穀生。女子二七天癸至，任通沖盛月事行。」古人將月經稱為癸水，一般在女子十四周歲後出現，是父母賦予孩子的先天特徵。但是，後期如何調養月經帶來的疼痛，則取決於自身的飲食和生活習慣。

在當代，對月經有明確且清晰的定義：月經是生育期婦女重要的生理現象，指由於卵巢週期性變化，而出現的子宮內膜脫落和出血現象。它有一定的規律，代表著女性生殖功能發育成熟。實際上，痛經的病因根源，一般可分為「血虛肝鬱」和「脾虛寒凝」兩種。具體的原因是什麼，則需要經過醫師檢查後才能確定。

如果是脾虛引起的，其病理根源是什麼，又該如何調理呢？

為何脾虛會導致痛經？寒氣入體所致

脾虛導致痛經的原因，離不開一個「寒」字。有人說，我從來不讓肚子吹到涼風，不喝冷飲，也不讓身體受涼，為什麼會出現這種狀況呢？其實這大多不是外在環境的原因，而是內在的原因。脾管運化，脾虛就會導致體內脾氣阻塞不通，濕氣累積，久而久之，就形成了脾虛寒凝的情況。

另外，雖然很多人自以為將自己保護得很好，但是現代社會無時無刻不面對寒氣的侵擾。比如早出晚歸、不曬太陽、不愛運動、不出汗，以及在空調房間裡吹冷風等，這些都會讓寒氣在無形中入侵到我們的身體裡。

為什麼痛經的時候，敷熱水袋和喝熱飲就能緩解疼痛呢？

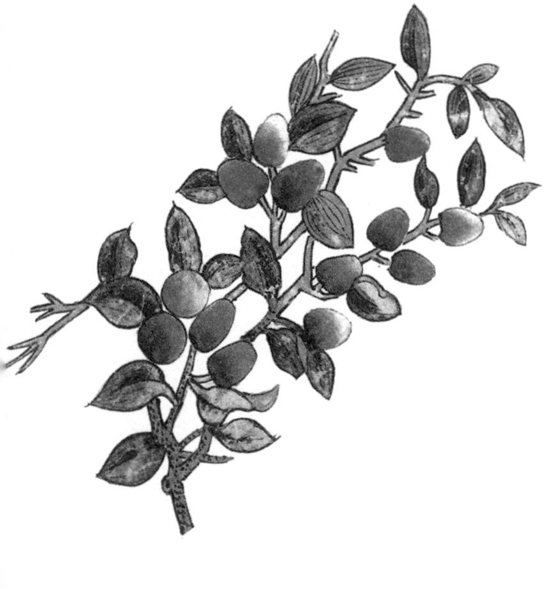

棗

棗，可益氣養脾、安神補血，適合女性在經期時滋養身體。

原因在於，痛經就是體寒造成的。

調理脾虛痛經的方法

調理痛經什麼時候開始都不晚。我們提倡在月經前就開始調理，這樣在下次月經到來時，症狀就會有所緩解。我們可以把痛經當成一個月一次的硬仗，打仗當然是未雨綢繆，先準備妥當，大戰時才能把傷害降到最低。日常中醫調理、食療、喝茶、保暖、祛濕、祛寒等方法，都可以達到養血健脾的作用。

如果是月經期間，採取的策略就不是慢慢調養，而是要打急仗。先緩解當前的疼痛和不適，過後再慢慢調理。喝熱水、喝熱湯、敷熱水袋、按摩、艾灸等都可以快速緩解症狀。**經期後往往是氣血最差的時候，最需要靜養，這時候不適合進行調理，只有等這個時期過後，精力恢復了才可以進行。**

遠離刺激性食物

西醫不忌口，不管是月經還是坐月子，都講究行為自如。但根據大多數女性的體質來看，我們保養的傳統還是有必要的。回想看看，如果日常並沒有痛經的症狀，月經量也正常，但在月經期吃了冰冷、辛辣、上火的食物，是不是就容易出現腹痛、頭暈、嘔吐、腹瀉等情況？有些人還會出現和冷熱病一樣畏寒怕冷的症狀，在大熱天裡卻手腳冰涼。

中醫上說，這是因為寒邪之氣會瘀阻在子宮和脾胃等部位，導致氣血運行不暢通。如果妳平時就有脾虛的症狀，在月經快來或正值經期時，一定要注意保持良好的生活習慣，遠離冰冷、辛辣等刺激性食物，儘量以溫補型的滋潤食物為主。

用中藥進行調理

痛經一直是中醫上的常見病，治療痛經的藥方也有很多，各有所長。有很多中藥都可以使用，如吳茱萸、肉桂、小茴香、益母草、當歸等。

痛經也有不同類型，比如氣血虧虛型、寒濕瘀滯型，根據不同類型對症下藥才能更有效。氣血虧虛型痛經可以多吃補氣養血的中藥，寒濕凝滯型痛經可以多吃溫經散寒的中藥。中藥調理不能追求立竿見影的效果，雖然療程較長，但好在沒什麼副作用，對身體幾乎不會造成傷害。

3

脾虛的女人老得快

所有女人都希望自己能青春永駐，容顏靚麗，但歲月總會在我們的臉上刻劃出痕跡。雖然大家都在自然地老去，但有些女性朋友會發現自己蒼老得特別快，看起來比實際年齡顯老，這又是怎麼回事呢？

有人以為，她們可能是喝水少、睡眠不足、運動少、心情不好等造成的。但這些只是表面原因，真正的原因還是和脾虛有關。

三十五歲，女性的分水嶺

很多女性可以明顯感覺到，三十五歲之後，身體大不如從前。《黃帝內經》中也說過：「五七，陽明脈衰，面始焦，髮始墮。」是指女性到了三十五歲之後，陽明脈虛弱，面容憔悴，頭髮開始脫落稀疏。這裡的陽明脈就是指脾胃經。

女性正常的分水嶺是三十五歲左右，但是有些女性不到三十五歲就已經脾虛了，日常表現包括：說話中氣不足、虛弱無力、經常風寒咳嗽等。《紅樓夢》中的林黛玉，就是由於病後體虛並憂思過度而引起的典型脾虛症狀。在現實中，這樣的女性即便再天生麗質、我見猶憐，但是臉色憔悴焦黃，眼圈烏黑，看起來也不那麼美觀。

有人說這是一種病態美，可這實在不是一種正常的審美標準。都已經病態了，又何談美？只能說「情人眼裡出西施」。林黛玉是書裡的角色，經過了文學修飾，要是把這種病態換到我們自己身上，那可能就是另一回事了。

「陽明脈衰」人顯老，甚至還會發胖

為什麼有些女性已經年過三十五歲，還面若桃花，滿面春風；有些還未到三十五歲，就早早地成了黃臉婆呢？仔細觀察不難發現，一切都由「內」而起。

陽明脈主氣血，脈象虛弱，自然引起氣血供應不足，不能供養全身的需求。身體機能出現問題，從而導致由內到外的明顯症狀。一般有臉黃、面色憔悴、掉髮等症狀的人，必伴有氣虛氣短、心情抑鬱、神情倦怠、抵抗力變差等問題，部分人可能還會出現虛胖的症狀。這也是有些女性中年會發福的原因，明明食欲不振、睡眠不好，腸胃也不好，但是莫名地越長越胖。

慢，是衰老的重要表現

女性呈現衰老狀態，除了影響皮膚和面容外，身體狀態和精氣神也很容易暴露問題。世界衛生組織提出「說得快、走得快、拉得快」，這三項指標就能判斷出人的健康程度和衰老程度。相反的是，**脾虛的人則往往表現為「說得慢、走得慢、拉得慢」**。

脾的一個重要功能就是「升清降濁」。如果升血、泵血的功能正常且健康有力，那麼人就會頭腦清晰、思維敏捷，說話條理清楚，速度很快。而脾虛的人，往往大腦供血不足，自然說話就慢，甚至條理混亂，前言不搭後語，說過就忘。

在中醫裡，脾也主肌肉。脾虛的人無法支撐肌肉的力量，走路自然也就慢。同樣的，控制肌肉的力道變弱了，大便時腸道蠕動的力量也弱，自然拉得慢。新陳代謝一且變慢，體內毒素與垃圾存得多，自然就衰老得快，而且特別容易顯現在臉上，會出現長斑、長痘、皺紋、黑眼圈、眼袋等問題。

未病先養，改善脾虛造成的衰老

那麼，因脾虛而導致的衰老，要如何調理呢？這是一個複雜的過程。脾虛導致的顏值問題、衰老問題，並不是短期內靠美容或保養就能改變的，因為內在出了問題，還需從內在解決。

如果不是特別嚴重的狀態，需要用藥物進行調理時，我想分享幾個特別有用的小技巧，特別適合女性朋友，在工作生活中也簡單易操作。說起來就是四個字「注重養生」，有人聽見可能就想笑，認為這是老年人才應該重視的。

但是事實證明，養生應該從很小的時候就做起，特別是壓力較大的年輕人和需要特殊關注的女性，越早養生越好。而且要養成習慣，將養生貫徹到日常生活的方方面面、時時刻刻。吃什麼、做什麼，都從養生的角度考慮。換句話說，就是「小心呵護自己，未病先養」。

4 女性若脾胃好，有助於養顏

隨著物質條件越來越好，我們的生活水準也不斷提升，各種保養品、化妝品層出不窮。很多注重穿著打扮、保養並且注意飲食的愛美女性，因為長期保養身體，很難被別人看出來真實年齡。但是也有一些女性朋友氣色總是不好，即便用了昂貴的保養品，還是難掩膚色蠟黃，看起來沒精神，比同齡人要顯老。此外，身材走樣、乳房及臀部下垂、頭髮乾枯、皮膚乾燥等問題，會隨著年齡的增長，越來越明顯。

面對逐漸失去彈性、不再白嫩的皮膚，和每天都在掉的頭髮，說不焦慮是假的。在流覽網站時，我們會看到不少這樣的貼文：

「結完婚生了孩子後，我努力減肥，雖然瘦了下來，但是卻發現臉色越來越黃。最讓我受不了的是被人稱為黃臉婆，就算我知道別人是開玩笑，也令人難以忍受！我白天待在辦公室，儘量不曬太陽，怎麼皮膚也沒變白，想請教中醫專家，怎樣可以讓我遠離黃皮膚？」

「我快五十歲了，現在氣色越來越差。天天喝蜂蜜水想美容養顏，晚上也已經儘量早睡了，可是怎麼也不見有效果？希望專家推薦可以日常服用的藥膳或茶水，讓我的氣色能看起來好一點。」

這是很多女性朋友都有的困擾：已經在努力調整作息，儘量不熬夜，按時吃飯，每天飲水量也算達標，甚至還定期花錢去做醫美，可是不管怎麼努力，都收效甚微，外表看不出太大變化。她們會懷疑，難道自己的基因真的天生比別人老得快嗎？有時候失眠掉髮太嚴重，甚至還會胡思亂想，自己是否罹患某種疾病？

實際上，對於女性來說，不管是護膚、化妝還是醫美，都只停留在問題的表面上，沒有深入到問題的根源。想要從根本上調理身體，就得花功夫在脾胃的調養上。養好了脾胃，就會由內而外散發出好氣色，比任何化妝品都管用。

脾虛，女性衰老的殺手

女人到了一定的年紀，之所以還能夠保持年輕美麗，有時候並不是她用的保養品有多貴，或者嫁給了多麼有錢又寵她的老公，很可能只是因為她的脾胃功能要比同齡人好得多。有句話這樣說：「女人的衰老，是從脾虛開始。」

一個人的長相是父母給的，可後天是否顯得年輕美麗、有氣質、狀態好，卻是「脾胃」功能給的。當一個人的脾胃功能出現問題時，營養物質就不能被順利地運送到身體各處。這樣一來，身體各部位所需要的營養無法得到滿足，就會出現各種疾病，使得整個人的精神面貌都呈現出一種病態。

脾胃功能異常，不僅會影響人的氣血循環，連身體肌肉原有的彈力也會漸漸消失，皮膚的光澤也會慢慢地黯淡。這就是女人到了一定年齡，皮膚泛黃、容顏憔悴的根本原因。其實不是妳真的變老，只是脾胃不好而顯老。

如果不加以調養，任由脾胃功能持續衰減，那這種「假衰老」慢慢就會變成真的。如果我們從現在開始調養脾胃，妳會驚訝地發現，自己開始逆生長了，氣色越來越紅潤，皮膚也開始變得有彈性，彷彿年輕了好幾歲。

女人脾胃虛弱的症狀有哪些？

那麼，怎麼判斷一個女人的脾胃是否健康呢？其實很簡單。脾虛一般的症狀表現，以食欲不振、胃脹氣、泛酸、打嗝、口臭等為主。還有部分女性會出現月經不調、痛經、閉經、崩漏、排便無力、頻尿、不孕等症狀。胃口不好時，可能對平時喜歡吃的東西也提不起興趣，經常覺得腹部脹氣，做什麼好像都不在狀態內。

按穴道也能健脾養胃，讓人變年輕

想變年輕，時時刻刻都有好的狀態，就要從內部著手，調養脾胃。脾胃不虛，妳才能更美麗。那麼，具體要怎麼做，才能調養脾胃，恢復年輕呢？可以選擇中醫穴位按摩的方式。只要找對穴位，用正確的手法，就能有效改善疲憊的狀態，舒緩心情，改善氣血循環，讓妳的狀態有所恢復。比如，可以按摩太沖穴和合谷穴。

沒事時多按這兩個穴位，能讓我們的脾胃更好地運作，氣色會不知不覺好起來。

這個方法簡單好用，也不用單獨空出時間來做，現在就可以試一試，看看有沒有痠脹痛的感覺。

太沖穴

位置 足背部的第一個和第二個蹠骨中間，稍微往腳背方向一些的凹陷地方。

方法 使用食指的關節，用力去按壓太沖穴。當這個部位感覺到痠痠的、脹脹的，表示按對了。

合谷穴

位置 在手背的第一個和第二個掌骨中間。

方法 用拇指的指腹去按壓這個穴位，按壓到痠痛為止，可以多按壓幾次。

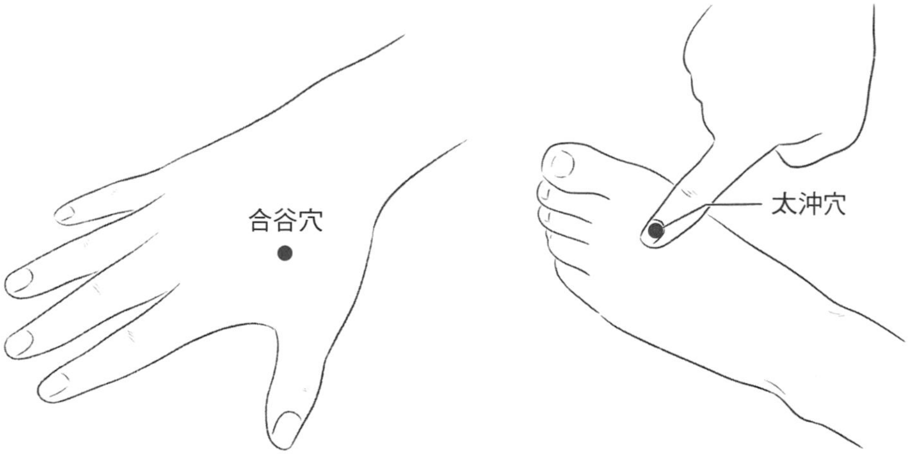

懂吃粥的人，更美麗

食療，是女性保持美麗最為健康的方法之一。還記得香港的女演員趙雅芝嗎？她被稱為「不老女神」，雖然已經快七十歲了，可和同齡人站在一起，看上去要年輕得多。在一檔綜藝節目上，趙雅芝分享過自己保持年輕的祕訣——煲湯。

對於脾胃虛弱的女性而言，平時就要多費心在飲食上，煲湯就是一種很好的方法，它可以提取食物中的營養物質並融合在湯裡，幫助我們的脾胃更好地消化和吸收。

脾胃虛弱的女性，一定要多吃一些能健脾養胃的食物，比如紅棗、黨參、蓮子、玫瑰和糯米等。尤其是在經期時，女性的身體比較脆弱，對營養的需求也比較大，更要在飲食上多注意。食用一些有營養的食物，能讓我們保持情緒穩定，對身體有很大的益處。

會痛經的女性朋友，不妨嘗試薑艾薏米粥。除此之外，還要多攝取一些維生素C，在養胃健脾的同時，讓自己儘量保持心情愉悅，從而達到養顏美容的效果。

紅棗蓮子銀耳湯

材料 銀耳1朵、紅棗10顆、蓮子15顆、冰糖適量。

作法

1 銀耳提前在水裡浸泡10分鐘。

2 紅棗、蓮子洗淨後，和銀耳一起放在沸水裡煮30分鐘，根據個人口味加入適量冰糖，直到食材煮爛即可。

注意 每天煮一次即可，喝一點不但對脾胃好，心情也好，整個人的氣色和狀態都會慢慢變年輕。

薑艾薏米粥

材料 乾薑、艾葉各10克，薏苡仁30克。

作法

1 將乾薑、艾葉洗淨，水煎取汁備用。

2 將薏苡仁洗淨，浸泡2至3小時，放入鍋裡，煮到八分熟，再加入作法1的汁水，煮熟即可。

注意 乾薑、艾葉都能溫陽祛寒，薏苡仁則健脾化濕，互相搭配可以有效地溫經止痛。

參歸棗雞湯

材料 雞腿1隻、黨參15克、當歸15克、紅棗8顆、鹽適量。

作法

1 將雞腿洗乾淨，剁成塊，放入沸水中汆燙，撈起來沖乾淨浮沫。

2 將雞肉、黨參、當歸和紅棗，和冷水一起下鍋，大火煮開，轉小火，繼續煮30分鐘，加鹽調味即可。

注意 這個湯可以補血活血，活絡通經，推薦月經不調、閉經的女性朋友嘗試。

多運動，脾胃就順暢

想要讓脾胃更健康，不光要在吃上下功夫，也要多運動、多活動。我有一位朋友，為了改善身材報了瑜伽課，每天下班回去堅持練，慢慢地，她發現原來幾個月才來一次的月經變正常了，胃口好了很多，睡眠品質也提高了，而且整個人看起來更有精神、更年輕了。

女人要變美，運動是必不可少的。但中醫其實不推薦劇烈運動，而是建議大家做合理的鍛鍊，以活動筋骨為目的。合適的運動量及適當的運動方式，才能增強我們的脾胃功能。

很多女性結婚生子之後，一邊上班，一邊照顧孩子，還要抽出時間來提升自己，就沒有那麼多的鍛鍊時間。在這種情況下，瑜伽就是一個非常好的選擇。瑜伽不但不挑場地，也不需要很強的身體素質，而且簡單易學，跟著練就可以，練完也不會很累，比較容易堅持。例如下列這個經典的瑜伽動作，沒事就可以做：

1 選擇一塊空地自然站立，雙臂保持自然下垂，緩慢地呼吸，眼睛要直視著前方，讓身體放鬆。

2 做一次深呼吸，從前方慢慢打開雙臂，再順勢向後緩慢地轉下去。在這個過程中背部要挺直，頭向後仰，把自己當成一隻展翅高飛的鳥兒。

3 保持這個動作的時間，可以根據身體的適應程度來決定。

長期堅持做瑜伽，能幫助改善脾胃。不但會讓我們的身材越來越勻稱，還能夠帶來自信心，散發出獨特的魅力和光彩。

情緒影響脾胃，想變美要保持心情穩定

對於脾胃來說，情緒也非常重要。情緒的變化也會影響到我們的脾胃功能。女人想要變美，一定要保持情緒穩定。如果經常情緒低落，把煩心事都憋在心裡，或總是發脾氣，人的氣色也不會太好，而且這樣下去食欲就會下降，影響脾胃運作。這時候還想保持年輕美麗，就等同於痴人說夢。

保持好心情，養好脾胃，就能形成一個心情和脾胃之間的正向循環，一切都會變順暢。只要身體的各個機能也開始正常運轉，人自然就會變得更年輕、更有氣質。

5

喝冷水也長肉？這是典型的脾氣虛

在現今的社會環境下，隨著工作壓力的增加和生活習慣的改變，肥胖的人變得越來越多。人們普遍認為，一個人會變胖，大概就是吃得多，動得少，體內的脂肪日積月累地堆積，就會形成「肥胖體質」。

不過，有兩類人比較極端。一類是平時吃得不多，在飲食上會節制，偶爾還有鍛鍊的習慣，但是體重依然超過正常範圍。另一類則相反，他們任何時候胃口都很好，從不忌口，可看起來還是很瘦。我們應該都聽過身邊的人說過這樣的話：「像我這樣的體質，喝一口水都會變胖。」指的就是第一類人。

站在中醫的角度來講，「喝冷水都長肉」的人，大概是體內的「痰濕」在作祟。

如果脾的運化水濕功能失調，代謝能力就會下降，而應該排出去或者消耗掉的髒東西堆積在身體裡，就會形成痰濕。但這裡的「痰」是指人體內津液異常堆積的一種病理現象。中醫上說：「脾主運化，喜燥惡濕，脾氣虧虛，失於健運，水濕停滯，釀成痰濕，變成膏脂，日積月累，則成肥胖。」

脾胃是身體重要的「倉廩之官」，它在我們身體裡主要的功能，可以用「運化」兩個字概括。運，就是轉運、輸送；化，就是消化、轉化。脾能夠吸收水穀精微，把水穀精微轉化成氣血津液，向上輸送到心、肺，再由心、肺輸送到全身，供我們日常活動使用。

脾虛的人，不是過瘦，就是過胖。過瘦是因為脾失去了消化和吸收的能力，食物還沒有轉化成精微，就被排出了體外，營養不能被吸收。過胖是因為脾吸收了營養，卻沒有輸送到身體需要的部位，導致濕氣堆積。於是，就會出現「喝一口水都長胖」的現象。

很多人不知道原理就減肥，結果越減越肥。還沒運動多久，身體就特別累，有種「心有餘而力不足」的感覺。或是就不吃飯，短時間看似有用，但正常飲食之後反而會變得更胖。

大家應該都聽過「虛胖」這個詞。**所謂「虛胖」，指的是體內的「痰濕」堆積得**

越來越多，身材也因此變得越來越肥。這種肥胖主要表現為腹部肥肉鬆軟，體態豐腴，整個人看起來好像腫了一圈。有句話這樣說：「十個胖子九個虛。」其實很多人的胖並不是真的胖，而是脾虛所導致。

脾氣虛的症狀表現

生活中，大多數人都會有脾氣虛的症狀，由於缺乏中醫的相關知識，所以很難想到和這方面有關。那麼，如何判斷自己的肥胖是否來自於脾氣虛呢？可以根據以下幾點來做判斷。

脾氣虛主要有缺乏食欲、腹部發脹、四肢無力、倦怠疲乏等症狀，休息再久也覺得疲累，有一種總是睡不夠的感覺。另外就是一些產後的女性更容易出現虛胖型身材。脾虛是一種發病緩慢，潛伏較長的病理現象，如果不加以注意，不僅會影響到體型變化，還會危及健康。

想要改善這種情況，首先應該透過調節脾氣虛，來解決體內的痰濕問題。由於脾氣虛積累較久，想解決也需要一定的時間，因此我們要從日常生活習慣開始調整，包括飲食、作息、運動和按摩。這幾個習慣日復一日地累積，從量變到質變，脾的功能也就慢慢恢復了。

從食療著手，能養好脾

俗話說「病從口入」，大多數疾病的產生都離不開飲食。我們在日常生活中一些不好的飲食習慣，是形成脾虛的「元兇」。所以，脾虛的人尤其要注重飲食。

首先，要避免吃辛辣刺激的食物，以清淡飲食為主，少吃油膩、難以消化的食物，因為一旦這類食物攝取過多，就會增加脾的負擔，多吃容易消化、溫和的食物，可以達到護脾的效果。其次，在飲食中可以考慮添加一些能健脾的食物，比如茯苓、白朮、薏苡仁、山藥、綠豆和紅豆，還有絲瓜、扁豆等，這些都比較好消化。

養脾、健脾最簡單的食療法就是煮養生粥。此外，由於脾氣虛會造成痰濕的現象，所以要儘量少吃涼性的食物，否則就會加重體內的痰濕。不妨用參苓白朮散來調節脾氣虛弱，趕走痰濕。這是一種十分健康的食療方式，做起來也很簡單。

扁豆薏米紅豆粥

材料 白扁豆、薏苡仁、紅豆各15克，冰糖適量。

作法

1 白扁豆、薏苡仁洗淨後乾炒一遍，紅豆洗淨備用。

2 鍋中加入冷水燒開，依次加入炒好的白扁豆、薏苡仁、紅豆，大火煮沸後再換成小火慢燉5分鐘左右，可根據自己的口味添加適量冰糖。

注意 每天食用少許此粥品能強健脾胃，尤其適用於濕氣比較重的肥胖者。

參苓白朮散

材料 人參、茯苓、炒好的白朮、山藥及甘草各100克，蓮子、炒好的薏苡仁、砂仁、桔梗各50克，白扁豆75克。

作法 把這些藥材研磨成細粉，使用工具篩除細粉裡的雜質後再混合即可。搭配溫水服用，每次食用6克，一天食用兩次。

在上述幾種藥材裡，茯苓、人參、甘草和白朮都能滋養脾胃，尤其是茯苓，最能夠抑制脾氣虛導致的肥胖。而蓮子和白朮一起服用可以達到健脾的效果，還能排出體內的濕氣，對治療脾虛有很好的作用。

按穴位緩解脾虛

在良好飲食習慣的基礎上，可以搭配按摩穴位，輔助治療脾虛，效果很好。想要健脾，避免出現脾虛而造成的身體肥胖，可以按摩足三里穴和帶脈穴這兩個穴位，讓你擺脫「喝水都長胖」的困擾，成為一個身體更健康、身材更好控制的人。

足三里穴

位置 雙側小腿的外側，外膝眼的下方3寸。

方法 使用拇指的指腹在足三里穴按摩8分鐘左右，時間可以根據自己的需求去控制，以這個部位感覺到能夠忍受的疼痛範圍為參考。

功效 經常按摩這個部位，可以讓脾的運化功能越來

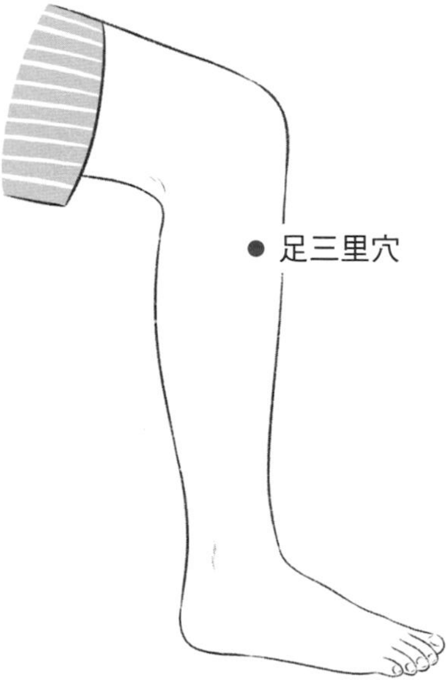

越好，減少痰濕，讓體內脂肪代謝能力恢復正常，對抑制發胖很有幫助。

帶脈穴

位置 側腹部第十一根肋骨游離端下方垂直線，和肚臍水平線的交叉部位。

方法 雙手的拇指指腹一起按摩帶脈穴，要控制好力度，不要太重，也不可太輕。按摩5分鐘左右即可。

功效 這是人體部位唯一橫向的一條經絡。平時多敲打帶脈穴，有助於讓脾變得活躍，可以達到排毒瘦身的效果。

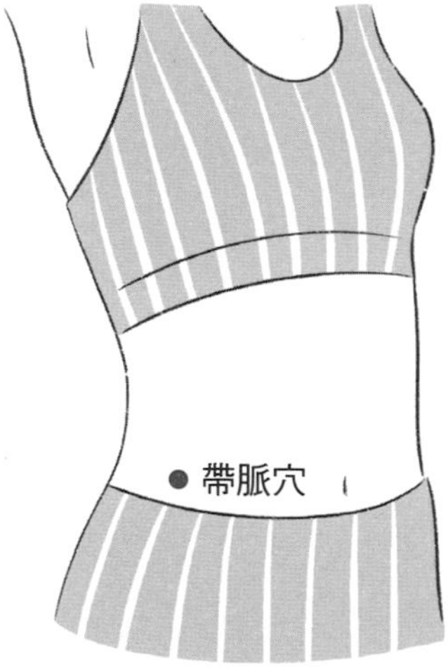

適當運動，讓脾更強健

對於脾氣虛引起的肥胖者來說，需要做一些適當的運動，以增強脾的功能，幫助身材恢復。八段錦是民間最傳統的健身法之一，這種健身方法已經流傳了八百多年，據記載源自北宋時期。古人認為，八段錦包含八種站立的姿勢和動作，強身健體的效果非常明顯，且動作也不複雜，不需要其他輔助工具，隨時隨地都可以練習。對於現在生活節奏快的人來說很方便，學起來也非常簡單，很適合脾氣虛引起的肥胖者。

在這裡只舉例八段錦的其中一個動作，即「左右開弓似射鵰」。這個動作有一個很好記的口訣：馬步下蹲要穩健，雙手交叉左胸前；左推右拉似射箭，左手食指指朝天；勢隨腰轉換右式，雙手交叉右胸前；右推左拉眼觀指，雙手收回式還原。

1 具體來說就是上半身要保持穩定，不能傾斜。腰部放鬆，同時讓胯部下沉。雙腿保持自然站立，肩膀儘量放鬆。雙手的掌心要向上，雙臂保持彎曲，交叉在胸前，要注意左掌在右掌的外面。兩個掌心朝向自己，目視前方。

2 兩個手腕稍微下沉收回。先把左手掌變成箭，五指伸開，然後逐漸把中指、無名指和小拇指下握，大拇指和食指不變，從而形成八字掌。

3 把意念放到拇指和食指的指尖讓氣勁噴發而出，形成箭頭，向左側推出。

4 雙腿慢慢蹲成馬步的形式，右手以龍爪的形式向右肩膀方向拉，就像拉弓箭的姿勢，眼睛要看向左手掌推出去的方向。

5 換個方向也是同樣動作，最後再回到站立時的姿勢，收回雙手即可。

中醫上解讀為：左右開弓似射鵰的意義為「調左右，平衡金木」。第二式的舊稱為「左肝右肺似射鵰」，其中「似射鵰」是動作要領，「左肝右肺」是言其作用。因此，從理論上來說，本式的主要作用是透過調節肝肺兩臟，來調整人體氣機的升降。

食療、中醫按摩、運動，這三種方式結合在一起，能達到健脾和保護脾的作用。和西醫西藥相比，這是較為健康和不損傷身體的健脾方式。對想要減肥的人來說，也能達到塑身的作用。

6 吃什麼都不會胖，是因為胃強脾弱

可能每個人身邊都有幾個這樣的瘦子，他們不用忌口，吃什麼似乎都不會胖。在以瘦為美的當代社會環境下，一度引起不少人的羨慕。實際上，這種體質並不一定就是健康的。中醫上說：「脾主肌肉，脾失健運，水穀精微生成和傳輸障礙，氣血生化無源，肌肉失養，必導瘦削，軟弱無力。」意思是指脾胃虛弱、氣力不足，運送和吸收營養的能力就會減弱。氣血不足，維持肌肉的力量也不夠，身體容易營養不良，需要分解更多脂肪維持日常所需，所以人就會慢慢變瘦。

試想一下，不正常的大吃大喝卻長不胖，是不是本身就很奇怪？一定是哪個身體機能出問題，沒有什麼值得羨慕的。

胃火旺盛，才會狂吃不胖

胃火旺盛的人，消化系統比較發達，平時吃再多的東西，也會很快就餓。如果吃得多還總不胖，就要考慮是否為脾虛。脾虛的人，很難快速把體內的營養物質運輸到各部位，當器官無法獲取能量和營養，人自然胖不起來。

一個正常的、健康的人，他的體重和體型是會在一個正常的範圍內浮動，與當下的飲食習慣和生活方式都有密切的關聯。但是這種現象如果長期存在，甚至整個人感覺很疲乏，再休息也無法緩解，就需要重視。

健脾養胃最好的辦法，就是食療。

有些人平時不按時吃飯，經常暴飲暴食，又總是吃一些很難消化的食物，都是在傷害脾胃。對於上述提到的「胃口好還吃不胖」的人，尤其要注意選擇一些健脾益氣的食物，比如蓮子、山藥、紅棗、紅豆、小米以及各種五穀雜糧等。在這裡推薦一種簡單的食療方法：五穀雜糧飯。

五穀雜糧飯

材料 黑糯米、薏苡仁、蕎麥、燕麥、綠豆、紅豆、黑豆、大米和紅棗各20克，冰糖適量。

作法

1 將所有食材清洗乾淨後，放在熱水裡浸泡2小時左右。

2 在電鍋中加入適量冷水加熱至沸騰，把所有食材放入其中，可以根據自己的口味加入冰糖，煮至食材熟爛即可。

注意 作為主食食用，隔日吃一次，有助於補氣健脾，幫助消化和吸收。

多做腹部運動，可以保護脾胃

對於「胃強脾弱」的人，可以做一些合適的腹部運動，鍛鍊體內器官，尤其是與脾胃功能相關的部分。這樣不僅可以幫助消化吸收，促進身體健康，還可以瘦身美容。

抱膝壓腹部

1 仰臥平躺在瑜伽墊上，膝蓋提至胸前，雙手抱住小腿和膝蓋的部位，將膝關節按壓向胸腹部。

2 堅持的時間根據自己的體力控制，每天做幾分鐘，能幫助健脾養胃。

7

掉髮原因多，健脾很重要

人到中年，皮膚變差、身材走樣都有補救辦法，唯獨掉髮最讓人苦惱。因為頭髮太影響個人形象了，而人工植髮價格又高，再高的顏值也擋不住掉髮，髮際線後移更讓人苦惱。其實，這些都可能是脾虛造成的。

《黃帝內經》中講女性掉髮：「五七，陽明脈衰，面始焦，髮始墮。」意思是女子到了三十五歲，陽明脈開始衰弱，面色變得焦黃、憔悴、無光澤，也開始掉髮、脫髮。《黃帝內經》中講男性掉髮：「男子五八，腎氣衰，髮墮齒枯。」意思是男性一般到了四十歲腎氣不足，就容易掉髮，牙齒也會漸漸出現問題。

黃精

黃精，健脾潤肺，可滋養氣血，從而達到改善掉髮的效果。

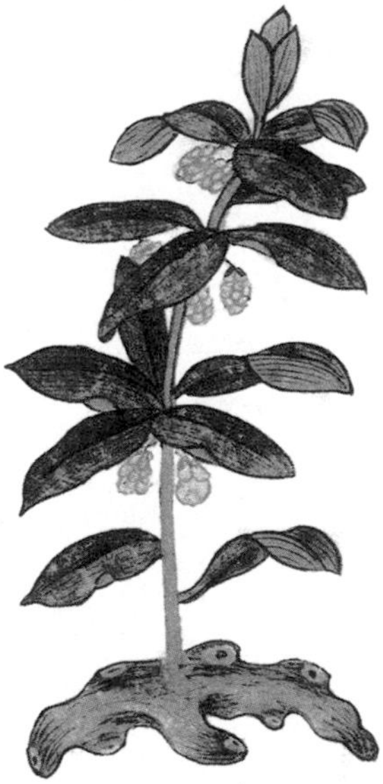

所以，當到了一定年齡後，如果開始掉髮、脫髮，不要埋怨洗髮精不好、壓力過大、睡眠不好等，應該先考慮是不是脾出現問題。

脾虛為什麼會導致掉髮？

前文我們提到，胃負責分解食物，脾負責把營養運輸到身體各個部位，以維持日常身體機能。正常、健康的脾在運行時是向上運行的，一個重要作用就是將營養和氣血輸送到髮根處，作為頭髮健康成長和循環的原料。

脾虛的人，運送氣血的能力很差，無法將營養準時地送到髮根處，頭髮就無法受到滋養。此外，脾陽虛的人，營養還未變成氣血就已經進入腸道排到體外，頭髮自然沒辦法健康生長，乾枯、掉髮便由此產生。簡單來說，頭髮和人一樣，都是要「吃東西」的，吃的東西不夠，自然會生病。

如何判定掉髮為脾虛所致？

看掉髮部位是否均勻

由疾病引起的掉髮，一般是急遽的、突然的、成撮集中掉落。而脾虛導致的掉髮是個緩慢的過程，掉髮量和掉髮部位都比較均勻。當你感覺髮量整體變少、變薄、變稀疏，但是又沒有一塊塊地禿掉，就可能是脾虛造成的。

看頭髮是否細軟

脾虛的人因為氣血和營養不足，頭髮一般比較細軟，不夠粗壯。特別是如果你之前的頭髮是很粗壯黝黑的，但是後期長出來的頭髮突然變得細軟焦黃，和以前完全不一樣，那就一定要注意脾是否健康。

看頭髮是否乾燥

如果你的頭髮在某個階段變得特別枯燥，有發黃分叉的狀況，多是脾氣不足造成的。或是在某段時間，頭髮突然變得特別愛出油，或是經常出虛汗，頭髮濕濕的，並有味道產生，這些也可能是由脾虛造成的。如果突然頭髮出油量大，導致脂漏性掉髮，也需要考慮是不是脾出了問題。

如何緩解脾虛引起的掉髮？

脾虛引起的掉髮，其實還會再生長的。中醫認為：「腎其華在髮，髮為血之餘，脾為氣血生化之源。」因此，**出現脾虛掉髮的問題，就要以調理脾胃，健脾益氣，以養氣血為主**。在飲食方面，少吃涼、硬的食物，多吃一些粥類，再增加富含營養的食物，比如含有豐富蛋白質和微量元素的魚類、蛋類、瘦肉。也要多吃新鮮的蔬菜和水果，補充身體的維生素和微量元素。此外，還可以多吃堅果類的食物，比如核桃、花生、榛果、松子等，這些食物也能補充身體的微量元素和維生素。

吃飯時要注意細嚼慢嚥，飯後適當休息，少做一些劇烈運動。其次，注意腹部保暖，避免穿露腰、露肚臍的衣服，情緒上要少生氣、不生悶氣。如果可以，不妨透過中醫調理身體，適當進補一些中藥。另外要注意的是，頭髮再長出來之後，也要保持良好的習慣，不要一有成效就停下來，長期堅持，頭髮才能真正恢復健康。

8

脾虛也會導致便祕

想問大家一個有點尷尬的問題：你們多久排便一次？對於一些人來說，我相信「一週」這個可怕的數字都屬於平均水準。可能有人說我過於誇張，但是事實就是如此，還越來越嚴重。你們知道正常且健康的排便頻率是多久嗎？一天兩次、一天一次、兩天一次都是正常範圍。一天三次，屬於腹瀉的症狀；超過三天一次，就算是便祕。很多人不重視排便，其實有些便祕的情況可能是脾虛所致。

便祕普及的原因

如今，我們的生活環境越來越好，但社會節奏不斷加快，導致很多人生活壓力很大，身體也承受著很大的負擔。有人為了趕工作進度，常常不按時吃飯，甚至有不少人日常連早餐都不吃。壓力大，進食少，便祕慢慢就找上門了。

與健康飲食的人相比，那些暴飲暴食、無辣不歡、喜歡點外送、吃消夜、喝飲料的人，便祕的風險會成倍增加。如果加上久坐不動、缺乏鍛鍊，便祕一定會成為你如影隨形的朋友。

便祕分多種類型，多吃水果不一定能改善

便祕成因很多、很複雜，通常分為虛、實兩類。由血虛陰虧引起的便祕叫虛祕，實祕又包括熱祕、氣祕和冷祕：腸胃濕熱導致的便祕叫熱祕；肝氣鬱滯導致的便祕叫氣祕；脾腎陽虛導致的便祕則叫冷祕。

普通便祕吃一些蔬菜水果就能緩解，但是冷祕的人不能吃，不然會雪上加霜。很多女性便祕就是因為吃太多水果，甚至為了減肥，用水果代替主食。**因為大部分的水果都是偏涼性，會加重脾部負擔，導致糞便更加排不出來。**

還有很多女性早上起來就吃大量的水果，以為能補充維生素，美容養顏。實際上

女性大多體寒，水果可以偶爾吃，但絕不能當飯吃，尤其不能當早餐吃。

如何調理脾虛引起的便祕？

出現脾虛後，氣血生化乏源就會導致氣虛。推動無力，胃腸道蠕動的功能就減弱，造成便祕，同時還會有全身乏力、食欲不振、面色蒼白、排便時出汗等症狀。

此時，調理需以「補氣」為主。可以在醫師的指導下服用黃耆湯或者參苓白朮散，都有一定的治療效果。少吃屬性偏涼的食物和水果，特別是早餐，要多吃溫暖養脾胃的食物，流質食物最好，以熱粥、米粉、麵條等為首選。平時再適當做一些運動，晚上睡覺之前用熱水泡腳，這些方法都可以緩解便祕，促進排泄。

對於脾虛造成的冷祕型患者，一般透過調整飲食和生活習慣就能達到改善的效果。嚴重時，需要透過中藥來調理。在此和大家分享一些緩解和預防便祕的小祕訣：

- 早上起來後喝一杯溫水；
- 經常進行腹部按摩；

- 在馬桶上做便祕操，以呼吸吐納為主。

便祕看起來像是一個很小的症狀，但如果不及時調理，不僅會加重，還會影響身心健康，導致其他問題。因此，我們不能輕忽此症狀，改善生活習慣、調整飲食，才能讓排便恢復正常。

9

吃飽了就想睡，可能是脾虛所致

「春睏秋乏夏打盹，睡不醒的冬三月。」有些人每天都精神飽滿，活力四射，可有些人怎麼睡也睡不夠，尤其是在吃飽飯後會感覺異常疲乏，不好好地睡一覺就覺得渾身無力，無精打采。如果你有上述表現，就說明身體已經處於亞健康的狀態了，需要注意是否為脾虛所致。

飯後想睡是「陽氣不足」的表現

為什麼脾虛的人總是在飯後容易想睡呢？當我們進食後，人體的血液會集中保證脾胃運行，幫助消化和吸收養分，那麼大腦供血就會隨之減少。

如果本身就有脾虛的問題，人體陽氣容易不足，那就需要更多的氣血去供養脾胃運行。這麼一來，分給大腦的供血不足，就會昏昏沉沉，人就會想睡覺。而且這種睏倦是無法控制的，一沾床就能睡著，就是典型的症狀。因此，在此要勸告朋友們，當你的身體出現異常，或者感覺不適的時候，都是身體在向你發出警告：「請重視我吧，別只顧著自己啦！」

若飯後想睡覺，不妨動一動

走路上下樓梯

運動是一種很好的調理方法，且效果顯著。可以每天上下樓梯三次，每次往返十分鐘左右。久而久之，可以達到健脾解睏的功效。

健脾體操

1 屈腿

仰臥於地面，雙腿同時屈膝提起，大腿貼至腹部後還原，重複10次。

2 舉腿

仰臥於地面，雙腿同時伸直舉起，膝關節完全伸直，再緩慢放下，重複10次。

3 原地踩腳踏車

仰臥於地面，雙腿模擬踩腳踏車的動作，重複10次，每次30秒。

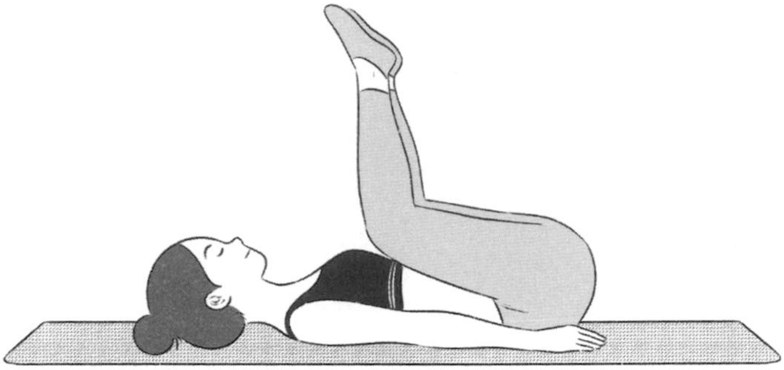

1 屈腿

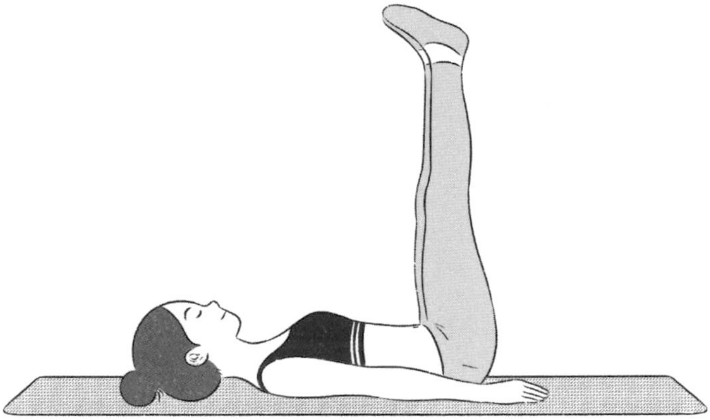

2 舉腿

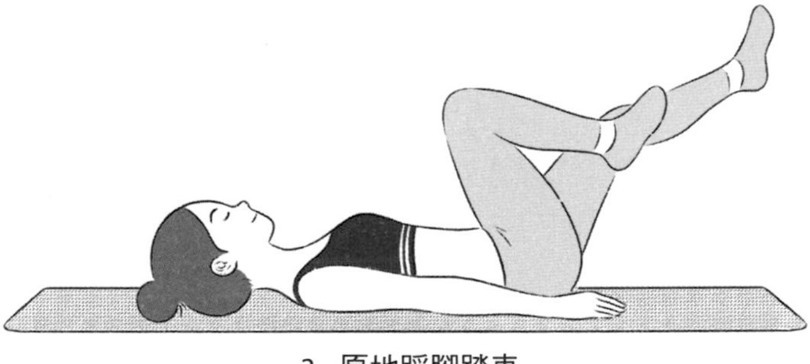

3 原地踩腳踏車

10 脾虛導致身體容易上火

「上火」的概念大家都知道，甚至可以說是常見疾病。「上火」的症狀，輕則身體燥熱不適，重則導致炎症，甚至危及生命。

上火又叫熱氣，在中醫上叫熱證，屬於陰陽失衡、內火旺盛。它是個很神奇的疾病，而且特別容易讓人中鏢。有時候沒吃好或沒睡好，就會突然上火，甚至還會經常反覆，令人煩惱。

一般的上火都不太嚴重，但是症狀很明顯。如眼睛乾澀、疼痛、紅腫；喉嚨紅腫疼痛無法進食，口苦口臭、口腔潰瘍、牙齦紅腫、牙齒疼痛；皮膚長痘、潰爛、發炎；爛嘴角，嘴唇乾裂起皰，潰爛化膿；尿黃、尿急、生殖器炎症等。

如何判斷脾虛導致的上火？

「今夫熱病者，皆傷寒之類也，人之傷於寒也，則為病熱。」這是《黃帝內經》中對上火的描述。一直以來，中醫把上火分為「實火」和「虛火」兩種。簡單來說，**實火是指受外界影響，在乾燥濕熱環境中或食用辛辣刺激的食物導致的**，如吃火鍋、熬夜、長久坐車、天氣炎熱等，症狀多為上述中常見的表面症狀。

而虛火是指身體健康失去平衡，內臟機能出現問題導致內熱進而化成虛火，如肝脾等造成的上火。其症狀通常不被認為是上火，但其實也是上火的一種，一旦出現濕熱盜汗、口乾舌燥、心緒煩亂、畏寒喜熱、身體倦睏、無力懶言等症狀，極可能是脾虛造成的上火。但是具體的病因，一定要由醫師診斷過後才能知道，因為虛火也分很多種，比如心火、肺火、胃火等。

調理脾虛上火的方法

脾虛引起的上火，一般是由於脾虛肝火旺。最常用的方法是疏肝、養血、健脾益氣。這類上火也和生活習慣、作息方式有關。平時可以在晚上睡覺前，透過艾葉泡腳來進行調理。

泡腳之前，取適量的艾草，根據水量的多少決定艾草的劑量，水放得比較多，艾草可以相對多放，反之亦然。艾草用熱開水浸泡20分鐘左右，等溫度適宜時就可以泡腳。每天晚上泡腳10至20分鐘，時間不宜過長。

艾草泡腳主要具有溫經通脈、活血化瘀的功效，能夠促進腳部血液循環，也可促進新陳代謝，將體內的虛火和寒氣更快地排出體外，還能有效緩解盜汗等不適症狀。同時還具有一定的抗菌、消炎作用。

食療也是治療脾虛上火必不可少的方式。脾虛導致上火的人

艾

艾，又叫冰臺、醫草、黃草、艾蒿，可溫中逐冷除濕。

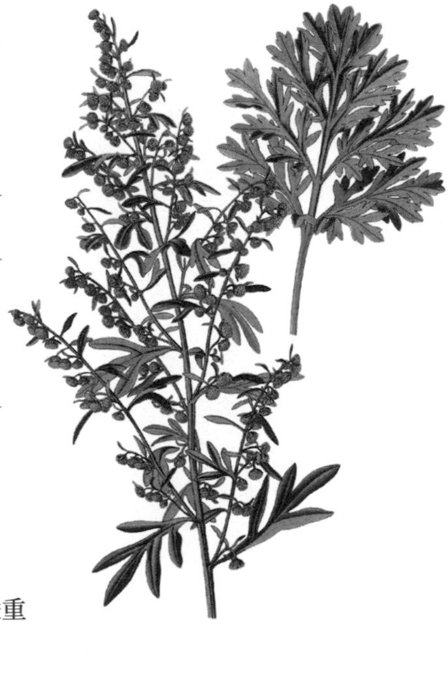

應多食用紅棗、山藥、蓮子來進行輔助調理。平時少吃涼的、硬的、辛辣的、刺激性的食物，儘量多吃一些助消化、健脾、養胃、消除濕氣及利水的食物。

生活中也需要多進行一些戶外活動，保持樂觀的心情和精神狀態。養成早睡早起的習慣，不熬夜、不喝酒。每天臨睡前，用手順時針按摩腹部，也能促進胃腸蠕動及消化，增加食欲。長此以往，脾虛造成的上火就會慢慢好轉，身體也會恢復健康。

薏米粥

材料 適量粳米、薏苡仁、冰糖。

作法

1 將粳米和薏苡仁淘洗乾淨，再用冷水浸泡2小時左右，撈出後瀝乾水分。

2 鍋中加入冷水煮沸，再加入洗乾淨的粳米、薏苡仁。大火煮至沸騰後，再換成小火慢煮45分鐘左右，至粳米和薏苡仁煮爛。最後可根據個人口味加入適量冰糖，燉5分鐘即可。

11 你不是懶，只是脾虛

生活節奏的加快，讓很多人早出晚歸。忙的時候，中午根本來不及休息，常常餓一頓飽一頓。晚上回家後還要面對各種瑣事，等到處理完，又因為想要有獨處的時間，喘口氣放鬆，因此選擇熬夜。因為熬夜，第二天早上根本起不來，掙扎爬起來去上班後，一整天都覺得很累。

平時上樓、走路都可能氣喘吁吁，疲憊不堪。有人以為只是最近太忙，沒吃好也沒休息好，於是開始補充各種營養物質，只要有時間就會補眠，可是依然沒效。當他看到身邊的人好像不受影響，可能就會懷疑，自己是不是真的太懶了？出現這種情況，先別急著否定自己，你有可能只是脾虛了。

前文提到，脾的主要功能之一，是將各種營養物質運輸到身體的各部位，為我們提供能量。可以說，脾是人體的「食物加工和運輸中心」，就像一個特殊的轉運站。

因為在這個過程中，脾其實也參與了消化吸收。

一旦脾虛，脾的功能就會受到阻礙。此時，營養物質就沒有辦法被運送到需要的部位，器官缺乏能量，肌肉就會感到很沉重，人自然會覺得沒有精神，也就容易想睡覺。就算是想去做尚未完成的工作，身體也會被疲乏糾纏，效率自然降低。

這種睏乏、總是睡不醒的狀態，屬於脾虛的一種臨床表現形式。要判斷這種症狀表現是否屬於脾虛，還需要先了解脾虛的相關症狀。

脾虛時，人就容易想睡覺

記得小時候一出現精神不振和睏倦的症狀時，父母就會帶我們去中醫診所。經醫師詢問最近的生活作息、飲食習慣後，往往會先看舌苔。正常人的舌苔是白色的，偏薄，不厚膩。如果舌苔

木瓜

木瓜，可祛濕滋脾，對水濕無法排出導致的精神不振有益。

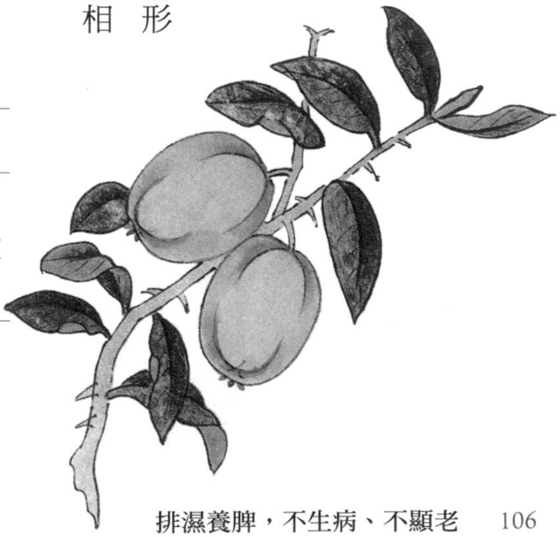

表面看起來厚厚的而且發白，多半是脾陽虛導致的。

脾陽虛是由脾氣虛發展而來，這類人的濕氣也會比較重。身體裡的水濕無法排出，人就很容易想睡，再怎麼補充營養，可能都沒有太大的作用。

改善脾虛的三種方法

面對這種情況，我們可以從飲食習慣、運動習慣以及中醫穴位按摩這三個方面來進行調整。這三者結合，能幫助我們養成良好的生活習慣，而且有助於健脾養胃，讓人精神越來越好。

1 飲食習慣

可以多吃一些能補脾益氣的食物，比如山藥、紅棗、紅豆、胡蘿蔔、馬鈴薯、花生、薏苡仁、菠菜和香菇等生活中常見的食物。

紅豆薏米粥

材料 適量紅豆、薏苡仁。

作法 紅豆、薏苡仁洗淨後放在開水裡煮沸，小火慢熬一段時間，煮熟即可。

注意 紅豆、薏苡仁不僅可以當作主食食用，還可以當作茶來喝。如果想更方便一些，可以直接買紅豆薏米茶，用開水沖泡。

濕氣比較重的人，還可以多吃一些祛濕的食物，在此推薦兩道簡單的食譜。

豬蹄花生大棗湯

材料 豬蹄2只、帶皮花生50克、紅棗10顆、食鹽適量。

作法 將所需食材清洗乾淨，加入沸水中，大火煮開，煮至食材軟爛，最後加鹽。

注意 此食譜同樣適用於有貧血症狀的人和哺乳期女性。

香滷黃豆

材料 黃豆100克、青椒2個、紅辣椒適量，食鹽、醬油適量，白糖、雞精少許。

作法

1 黃豆洗淨，提前在冷水裡浸泡一晚。

2 青椒、紅辣椒洗淨切碎，逐次添加食鹽、白糖、雞精、醬油等調味。

3 鍋裡倒入冷水煮沸，放入黃豆，煮開後再用小火慢燉30分鐘左右。撈出黃豆濾水，加入準備好的配料攪拌均勻即可。

注意 香滷黃豆的健脾補虛效果較好，同樣適用於孕婦及口角炎、貧血和夜盲症患者。

2 中醫穴位按摩

中醫對脾虛引起的嗜睡，可透過按摩穴位來改善症狀。

太陽穴

位置 在顳部（即眉梢和外眼角之間），向後大約一指的凹陷處。

方法 按摩前將手掌搓熱，掌根部位貼著太陽穴，緩慢地順時針揉15次左右，逆時針再按摩相同的次數即可。

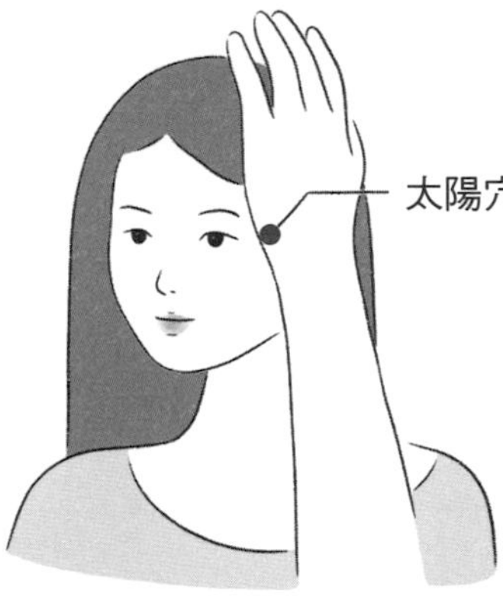

曲垣穴

位置 肩胛骨內側端上緣的凹陷處，或是肩胛骨內側端與肩胛骨內側緣之間形成的夾角處。

方法 用雙手的指腹輕輕繞這個部位，做環狀運動進行按摩即可。

3 運動習慣

適當地運動能夠增加身體的熱量，加速體內的氣血流轉。嘗試一些簡單的運動，如踢毽子、跳繩、跑步、打太極拳、健走和瑜伽等，都會有效果。如果不想外出活動，可以優先考慮瑜伽。閒來沒事時，不妨做下列這個簡單的瑜伽動作。

1 雙腿併攏坐在地面上，雙手自然輕鬆地放在大腿上。

2 腰背挺直，把左腳放在左邊大腿的內側，將臀部緩慢抬起。

3 吸氣時用肚臍帶動朝著左側扭轉身體，伸出右臂，朝著左邊抓住左腳。從右側打開右腿，保持伸直。堅持這個動作30秒左右，再換個方向練習。

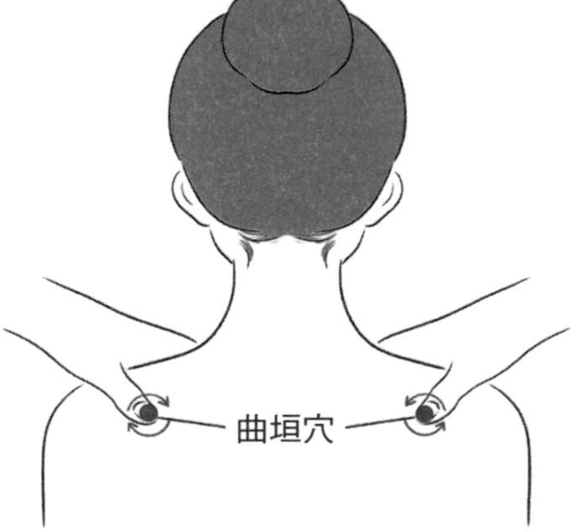

4 剛開始練的時候如果不習慣，可以先從10秒開始，循序漸進地延長鍛鍊時間。

長期堅持運動，體內的濕氣慢慢就會去除，身體也會輕鬆很多。這樣一來，精神會更加飽滿，減少總是睡不飽的情況。

12

痘痘、皺紋、黑眼圈、眼袋等，也和脾虛有關

年輕人常會出現皮膚方面的問題，如長痘、粉刺、黑眼圈、臉色發黃、皮膚粗糙、面容憔悴，甚至早發皺紋等。一般出現這樣的情況時，我們常會歸咎於最近壓力大、吃的東西不對、睡眠不好等原因，也會考慮使用的保養品是否不合適。

其實這些表面的症狀，都是內在的原因所造成的。可以說，**皮膚問題是內在健康出現問題後，最直觀的一種表現。**

脾虛可能導致臉上反覆長痘

從西醫來看，長痘是由於毛囊及皮脂腺發生阻塞，所引發的一種慢性炎症性皮膚病。但是中醫認為，是否長痘與人的體質有關。脾虛的人更容易反覆長痘，出現各種皮膚問題。這是因為脾喜歡乾燥，如果濕邪入侵，或食用了刺激、辛辣的食物，就會加重脾的負擔，影響脾的正常功能運行。

長痘其實是反映體內有毒（濕氣）以及身體排毒（排濕氣）的過程。

脾虛長痘的調理方法

如果是脾虛引起的身上長痘，那麼抹藥和擦保養品都不能改善，只有健脾祛濕、清熱解毒後才能緩解。

做好長期調養的準備

容易反覆長痘的人，要注重日常調養，不要急於一時。良好的飲食和生活習慣是很重要的，常喝健脾的養生粥、養生茶，多吃一些新鮮的蔬菜，長期堅持，可以在無形之中改善脾虛。

飲食不規律、暴飲暴食、節食減肥、喜辛辣刺激、熬夜等，不僅是傷害脾胃的方式，更是長痘的常見誘因。

注意保暖

有些人會問，保暖也可以治療長痘嗎？要知道，「受寒」也是導致脾虛的重要原因。穿得暖、不吹涼風、常喝熱飲，都可以補氣活血。脾運行正常，氣血才能恢復正常，體內濕氣和毒素自然也會被排出體外。

熱水泡腳

人的腳底有很多穴位，常做腳部保健或用熱水泡腳，對祛除痘痘的效果很好。泡腳可以促進全身的血液循環和祛寒祛濕，人在舒服的狀態下，睡眠狀態也會好。氣血通順了，在安靜休息下，陽氣彙聚效果也會變好。泡腳時加入一些生薑片或食鹽，效果更佳。

注意事項

1 容易長痘者應避免使用化妝品，因為易造成毛孔堵塞，導致更嚴重的皮膚炎。

2 很多人長痘之後習慣自己擠痘痘，無論是中醫還是西醫，都不提倡自己擠痘，除了不衛生容易發炎外，也容易留下痘印。

3 中醫調理屬慢性過程，如果是急性長痘，又很不舒服，熱敷是很好的方法，可以迅速緩解不適。但一定要使用乾淨且全棉的毛巾，溫度適中，不要過燙。

脾虛導致皺紋產生

為什麼有些女性年紀輕輕就長皺紋呢？俗話說：「脾胃好不好，臉上見分曉。」一如果一棵大樹的內部養分出問題，病症就會出現在樹幹、樹葉上。同樣道理，人的內部出現問題，皮膚上的症狀表現是最直觀的。

脾虛引起皺紋時，不妨這樣做

要想祛除皺紋，改善臉部的皮膚狀態，恢復往日的光澤和紅潤，只有從內治根，把虛弱的脾氣補起來。除了調整好情緒，保證充足的睡眠外，還可以使用有健脾養血功效的中藥調理。

茯苓黑米糊

材料 茯苓、黑米各15克，覆盆子、山藥、黑豆、豌豆、芡實各10克。

作法

1 黑豆提前浸泡3小時備用。

2 將所有食材清洗乾淨，烘焙或炒熟後，再混合磨成粉。

3 上述粉末用熱水沖泡即可，睡前服用最佳。

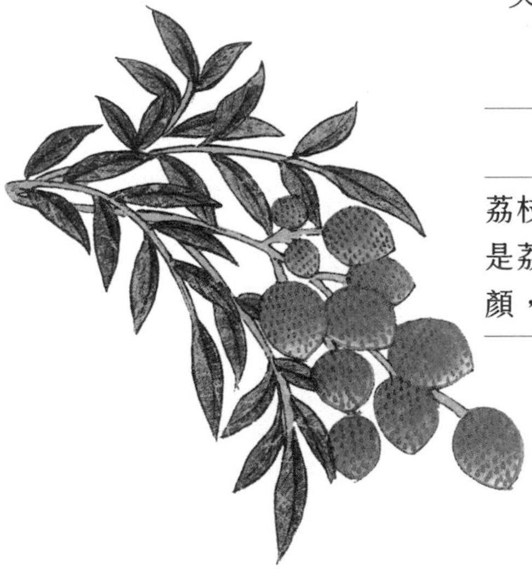

荔枝

荔枝，「一騎紅塵妃子笑，無人知是荔枝來」，既可通神健脾又可美顏，是非常適合女性的水果。

脾虛如何導致黑眼圈和眼袋？

睡眠不足容易出現黑眼圈、眼袋，但有些人不熬夜，睡眠品質又好，卻還是有黑眼圈、眼袋的困擾，問題又出在哪裡呢？其實，這是人的內部出現問題後在表皮顯現的症狀，也是給人體的警訊。那些昂貴眼霜都緩解不了的黑眼圈，原來只要調理好脾胃，就能漸漸改善嗎？

脾虛是如何導致黑眼圈和眼袋的呢？

中醫認為，睡眠是陽氣彙聚最好的方式，我們需要透過睡眠來恢復人體所需的陽氣，如果到了時間還沒睡，脾臟不能得到休息，陽氣不能歸根，自然會出現問題。

瞳仁屬腎，稱為水輪；黑睛屬肝，稱為風輪；兩眥血絡屬心，稱為血輪；白睛屬肺，稱為氣輪；眼瞼屬脾，稱為肉輪。這是中醫的「五輪學說」，而上下眼瞼屬脾，脾主運化，熬夜、失眠等生活方式傷脾，導致人體氣血運行不足。**水濕不化，眼周皮膚薄，氣血水濕瘀堵在眼瞼下方，不僅容易出現青黑色的黑眼圈，還容易出現眼袋**。

短暫的濕氣停留會導致眼部肌肉失去支撐的力量，久而久之，就會變得鬆弛沒有彈性，這就是眼袋下垂越來越嚴重的原因。中醫調理講究「治未病」，意思是我們一定要在身體還未出現明顯症狀時就開始調理，預防疾病的發生。

因此，要想調理脾虛引起的黑眼圈和眼袋等問題，千萬不要等症狀明顯時再開始，平常就可以先預防。由脾虛引起的症狀，自然以健脾養脾為主，針對眼部，有幾個小方法值得一試，效果明顯，如下：

保證良好的睡眠

很多人對良好的睡眠有誤解，什麼叫良好的睡眠呢？不僅要保證時間睡夠、早睡早起、睡得舒適，而且品質要高。如果你昏睡了三天三夜，總是做惡夢或時睡時醒，這當然不是良好的睡眠。要想保持優質的睡眠，良好的生活習慣、科學的飲食、積極的情緒狀態、舒適的睡眠環境等，都是必不可少的條件。

最好保持入睡環境相對安靜。入睡之前不要看手機，在晚上十點之前入睡最好。

適當運動

適當運動可以讓睡眠品質更好，身體也更輕鬆。運動量不夠或過量，都會影響睡眠和影響人的身體機能。人的精氣一旦消耗過盛，也容易引起脾虛，導致黑眼圈。睡前可做一些伸展運動和簡單的有氧運動等。可以選擇一種自己喜歡的瑜伽方式，比如冥想。不僅能舒展筋骨，還可緩解疲勞。

1 首先，在床上找到你感覺最舒服的位置，雙腿交叉，呈打坐的姿勢。

2 挺直脊背，不要塌陷。肩膀要向下沉，雙手放在膝蓋上，深呼吸3次，每次數到3再呼吸。

3 冥想能夠使內心平靜，放鬆緊繃了一天的身心，消除身體疲勞，提高睡眠品質，從而減少黑眼圈。

緩解壓力

壓力過大也是導致黑眼圈出現和加重的原因，因為人的情緒過於緊張和焦慮時，也會使五臟六腑的氣血失去平衡，特別是對脾臟的影響會很明顯。

保健養生的第一準則，就是不要讓自己太勞累，情緒不要太緊張，壓力不要過大。舒緩身心、走出戶外、轉移注意力等都是不錯的選擇。此外，也推薦游泳和爬山，前者可以促進全身運動，後者讓人親近大自然，呼吸新鮮空氣，心情自然也變好。

13 嘴裡有異味，原因是脾胃虛弱

每個人可能都有過牙齦出血、牙齦腫痛、口腔異味的症狀。很多人遇到這種情況，都把它們統稱為「上火」，但是卻不知道到底是什麼引起的。有些人平時很注意衛生，每次吃完飯都漱口，但是這種異味還是驅散不掉。事實上，這種異味很可能是「脾胃陰虛」造成的虛火旺盛。

熬夜、不良的生活習慣和飲食習慣，往往是健康受損的罪魁禍首。這些習慣會增加脾胃負擔，吃進去的食物可能無法及時被脾胃徹底消化，食物殘渣堆積在口腔裡就會發酵，從而引起口腔異味。想要清除口腔異味，保持口氣清新，經常刷牙保持口腔清潔只能作為一種輔助的方式，最關鍵的仍是「健脾養胃」。

唯有脾胃功能正常，才可以及時消化食物和運輸營養物質，讓體內不再有殘存的食物，口氣自然清新。

清熱瀉火，才能健脾養胃

脾胃火氣旺盛是嘴裡出現異味的根源。**因此，想要口腔無異味，飲食上就要以清熱降火的食物為首選**。食用一些容易消化的下火食物，避免胃部造成負擔，比如苦瓜、山藥、山楂、A菜心、芹菜等。要注意避免吃辛辣、刺激性的食物，辛辣食物不但會讓腸胃不舒服，也會加重口腔異味。

多喝如下的清熱粥品，能祛除體內的火氣。

蘆根粳米粥

材料　生蘆根30克，粳米50克。

作法

1　生蘆根洗淨，加入清水中煮沸，提取生蘆根裡的汁液備用。

2　粳米淘洗乾淨後放入沸水中，煮到八分熟左右，倒入準備好的生蘆根汁液，和粳米一起繼續熬煮，直到粳米熟透即可。

注意　這道食譜可以養胃，但最好不要在空腹時喝。陰虛火旺的老年人也不適用。

薄荷粳米粥

材料　新鮮的薄荷葉30克、粳米50克。

作法

1　薄荷葉洗淨後放入鍋中加冷水煮沸，過濾掉水中的殘渣後，汁液備用。

2　粳米淘洗乾淨後加入適量的冷水煮沸，再加入準備好的薄荷葉汁，煮沸即可。

注意　這道食譜可以幫助口氣清新。

在這裡分享一個生活小妙招：每天早上起來或是每次吃飯之前，可以空腹喝少許溫水。溫水能夠稀釋胃液，幫助我們更好地消化食物。吃飯吃到八分飽即可，否則也會對胃部造成負擔。此外，還應該改善不良的作息，儘量在晚上十點之前睡覺，讓脾胃有充足的休息時間。早上最好在七點至九點間吃早餐，順應天時。

適合的運動也有助於幫助我們提高抵抗力，改善口臭的現象。不過需要根據平時的習慣和身體的實際情況，去選擇適合自己的運動方式。比如，可以做下蹲運動、仰臥起坐，以及對腹部進行按摩，促進消化和吸收等。每天抽出二十至三十分鐘運動，不僅能夠促進身體的血液循環，讓人更有精神，也能幫助脾胃健康。

中醫如何消除口腔異味？

要降胃火和清除口臭，中醫上除了使用拔罐、刮痧、針灸等常見的、需要他人來輔助的方式之外，還可以透過按摩身體上的穴位來完成。

崑崙穴

位置　外腳踝的後方，外踝尖與跟腱之間的凹陷處。

方法　右手拇指和食指分開，食指按在右腳的崑崙穴上，拇指按在右足內踝下照海穴上，拇指和食指同時用力捏50下；換左手捏左足崑崙穴50下。

功效　按摩崑崙穴可以幫助身體清熱解毒，有效祛除胃火。

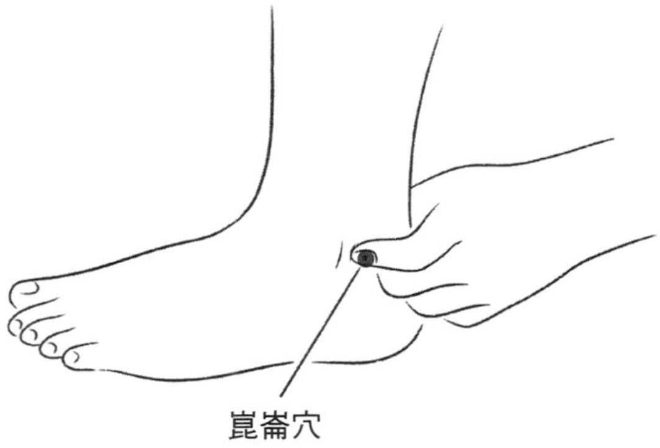

太溪穴

位置 位於足內側，內踝後方與腳跟骨筋腱之間的凹陷處，即腳的內踝與跟腱之間的凹陷處。

方法 四指放在腳背上，大拇指彎曲由上往下刮按，左右腳上的太溪穴都可以同時進行按摩，揉按的過程中有一定的痛感，每天早晚各按1至3分鐘，能達到保健效果。

功效 牙痛、喉嚨腫痛時也可以按摩太溪穴，這個穴位可以治療咽喉炎，對於出現口臭的人來說，也有一定的幫助。

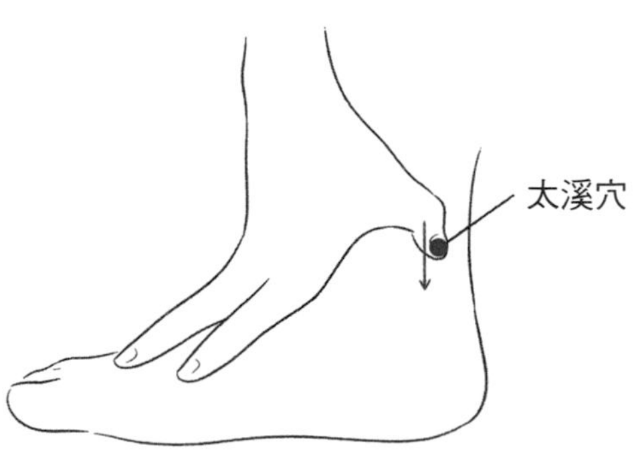

嘴裡有異味看起來好像是小問題，但實際上這一症狀表現，不僅會影響我們的人際關係，帶給他人不舒適的體驗，也會損傷個人的自信心，導致生活品質下降。只有結合飲食習慣、作息、運動和中醫按摩等方式，才能讓我們成為健康、自信、大方又熱愛生活的人。

14 想太多也傷脾，更難入睡

很多人都認為，失眠是由心理原因和外在壓力造成的，誠然，這是兩個重要原因。但是還有一些人是因為身體內部出現問題，也就是說，失眠也可能是身體健康出現問題後的一個症狀。脾虛就是導致失眠的罪魁禍首之一。

中醫說：「脾藏意，主思。」人的大腦想得太多、太雜，導致脾功能失衡，氣血虧損，無法正常滋養大腦，就容易失眠。脾虛運行不力，大腦氣血供給不足，容易導致身體困乏無力，飽腹後容易嗜睡。思慮過多，反映內部機能出現問題，引起明顯不適，就會影射到睡夢中，造成惡夢連連，睡不安寧。因此，想要調理睡眠，就得先調理脾臟。

脾虛失眠的調理方法

脾臟出現問題導致的失眠是個複雜又漫長的過程，因此，調理恢復也不能操之過急。如何調理因為脾虛而導致的失眠呢？

不讓身體一直高速運轉

現代人的社會壓力很大，很多企業流行加班文化，員工更是不分上下班地工作，容易導致身體器官一直在高速運轉，得不到休息，除了大腦，也包括脾臟。前文說過，脾臟也需要足夠休息才能養足陽氣。休息不夠，陽氣不足，自然氣虛血虧。因此，白天保障有小憩的時間，讓身體有喘口氣的機會，失眠就能得到改善。

不做劇烈運動

劇烈運動容易讓人亢奮，當身體一直處於激動狀態，當然睡不著。我們一直強調，脾虛的人適合做有氧運動，以伸展、舒緩、讓身體舒適為主，像瑜伽、游泳等。

在這裡推薦一種簡單的瑜伽方式：

嬰兒式

1 跪坐在瑜伽墊上，膝蓋分開，與肩同寬，腳背貼地。

2 吸氣，收緊腹部。一邊吐氣，一邊雙手向前方伸展，直到額頭觸地，眼睛閉上放鬆全身。有意識地吐氣後繼續呼氣，等心情都平靜下來後，慢慢回到原來的姿勢。

3 這種方式可以讓心情平靜，舒緩身心疲勞，幫助我們更快入睡。

值得注意的是，除不做劇烈運動外，也不建議做需要高度緊張與集中精力的運動，如打桌球和競技類運動。精神高度緊張的活動，也是在消耗脾胃功能，不僅無益於睡眠，還會產生反效果。

情緒不要太極端

在此說的情緒不要極端，是指不要讓自己的情緒處於大悲和大喜的狀態下。無論大悲還是大喜，對人體都會產生很大的影響。特別是極端情緒之間切換頻率高，落差大，更容易損傷身體。

睡前不要吃太飽

古人認為，想保持身體健康，就要過午不食，他們認為晚上保持空腹入睡會更健康。現代人當然做不到過午不食，但是晚上輕食、少食還是不錯的選擇。而晚上九點之後，或入睡前不提倡進食。因為吃得太晚或太飽，睡覺時脾胃還要花時間和力氣去消化食物，負擔很重。同時，要避免吃油膩、辛辣、刺激性的食物。

不要想太多

現代人腦力勞動太多，白天至少有八小時是大腦調整運轉的時間。到了晚上該休息時，就該停下來、靜下來，讓大腦休息，讓身體靜下來。想得太多太雜，傷脾傷心，還會延續到睡夢中，讓你感覺睡了像沒睡一樣。睡前可以聽一些舒緩的音樂或看書，對養脾也很有效果。

15

脾虛也會導致貧血？

一提起貧血，很多人都覺得是簡單的營養不良。實際上，產生貧血的原因很複雜，西醫診斷貧血，可能會認為是營養不良，或是急性創傷失血所導致。體檢時抽血化驗，發現血紅素常會低於正常值。而在中醫看來，貧血和脾虛有很大的關係。

中醫認為，脾胃是氣血生化之源。脾胃的運化功能可以在吸收水穀精微之後，將其轉化為氣血。氣能生血，可以推動血液運動，統攝血液正常在人體的各個脈管內行走，而血又可以承載氣的運行，將氣疏散至全身，氣血之間的功能密不可分。

脾在人體中具有統攝血液的作用，一旦脾虛，導致無法馬上供給其他器官所需要的營養物質，就會引起頭暈、乏力、氣短等一系列症狀，這些症狀都是貧血的表現。想治療貧血，就要從根本上解決脾虛的問題，因此，健脾補脾才是關鍵。脾胃調理好，使身體功能正常，吃飯問題和營養吸收傳送才能正常。營養跟得上，自然就會緩解或根治貧血。

平時要多注意飲食，不要吃一些不易消化的食物，多吃優質蛋白，比如雞肉和魚肉。這類食物容易消化和吸收，也較利於脾胃健康。在此分享幾個小訣竅，可以快速緩解因為脾虛引起的貧血：

粥能養脾

有書云：「每一日起，食粥一大碗，空肚胃虛，穀氣便作，所補不細，又極柔膩，與腸胃相得，最為飲食之妙訣。」無論你是否生病、病症深淺，粥最能養人。每天喝粥不僅不會傷害或刺激身體，還能快速修復受損的身體器官，使其固本復原。粥的種類很多，建議可根據自身情況來選擇。

- 脾寒的人要多喝生薑紅棗粥，可暖脾胃及補氣血。
- 脾濕的人要喝薏米紅豆粥，可以祛除濕氣。
- 貧血的人要多喝含鐵的粥，如豬肝粥、海帶粥、菠菜粥等。

菠菜粥

材料　白米100克、菠菜150克、鹽少許。

作法

1 菠菜和白米分別清洗乾淨，將菠菜切成碎末備用。

2 鍋中加入適量冷水煮沸，先放入白米熬煮30分鐘，再加入切碎的菠菜，小火煮10分鐘左右，加入食鹽攪拌均勻，確保白米煮爛即可。

堅持「三少吃四不吃」

治療因脾虛引起的貧血，要注意三少吃四不吃。三少吃指少吃肉、少吃寒性食物及少吃晚餐；四不吃指不吃剛從冰箱拿出的食物、生氣後不吃東西，及睡覺前不吃東西，也不吃太飽。

治療貧血的好食材

貧血可以透過食療慢慢調理，如動物肝臟、紅棗、瘦肉、大豆、桂圓、枸杞以及富含鐵元素的蔬菜等，均可達到補氣又補血的效果。

豬肝炒菠菜

材料 豬肝150克，菠菜、太白粉、醬油適量，食鹽少許、食用油適量。

作法

1 菠菜洗淨後，汆燙備用。
2 豬肝清洗乾淨後切片，加入適量太白粉、食鹽和醬油拌勻。
3 在熱鍋中加入適量食用油，再倒入豬肝與菠菜一起炒熟即可。

養脾小專欄

營養豐富的雞頭米

雞頭米學名叫芡實，《本草經百種錄》中是這樣描述它的：「雞頭實，甘淡，得土之正味，乃脾腎之藥也。」《本草求真》中也提到，芡實補脾因為味甘，功效遠超過山藥。現代常用來入藥、做芡實糕、煮粥，有食補之效。可以將炒芡實和白扁豆、紅棗、糯米等加在一起煮粥，有健脾化濕的作用。也可以將芡實和山藥、薏苡仁等煮粥，達到健脾止瀉和利水滲濕的功效。

參

春夏秋冬，養脾要因時而動

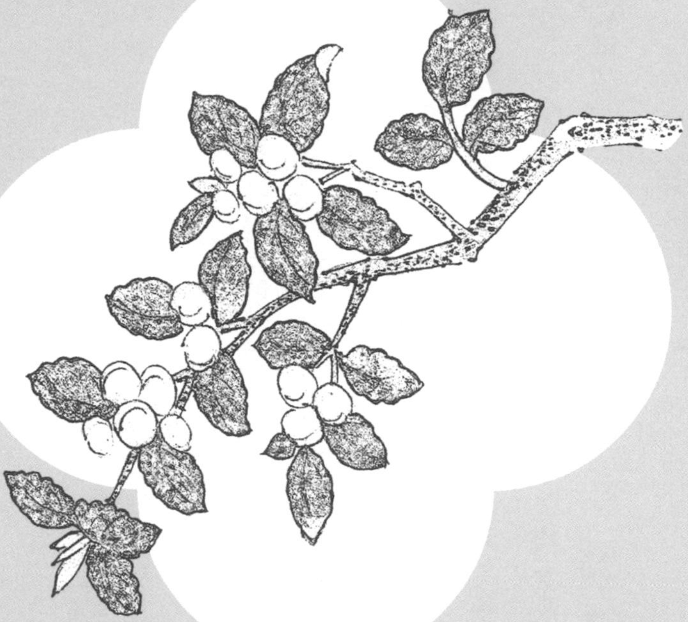

人生天地之間，乃與天地一體也。

天地，自然之物也；人生，亦自然之物也。

1

養生也有季節性

你是否曾注意到，人的某些疾病其實有非常明顯的季節性特徵。比如流行性感冒、蕁麻疹、肺炎、咳嗽、腳痛、呼吸道感染等。只有在某個特定的季節、月分、氣候環境下，這類疾病才會發生。

中醫說「天人相應」，指的是人身體的變化與大自然是很相似的，也就是說，在預防和治療疾病時，我們也需要考慮到自然環境和氣候等外界因素所帶來的影響。孔子和老子曾有一段非常經典的對話，這段話流傳至今，帶來很大的影響。原文是這樣的：

老子與孔子行至黃河之濱，見河水滔滔，濁浪翻滾。孔丘歎曰：「逝者如斯夫，不舍晝夜！黃河之水奔騰不息，人之年華流逝不止。河水不知何處去，人生不知何處歸？」

老子道：「人生天地之間，乃與天地一體也。天地，自然之物也；人生，亦自然之物也。人有幼、少、壯、老之變化，猶如天地有春、夏、秋、冬之交替，有何悲乎？生於自然，死於自然，任其自然，則本性不亂；不任自然，奔忙於仁義之間，則本性羈絆。功名存於心，則焦慮之情生；利欲留於心，則煩惱之情增。」

從老子的回答中可以看出，人與天地皆屬於自然，天地有四季變化，人也有生老病死。天地、自然和人之間，是有一定關聯的。那麼，我們身為渺小的人，存活在這個世界上，就要尊重和順應自然天地的發展變化。想要健康養生，自然也需要遵從這樣的規律。**根據四季的不同氣候和各節氣的特點，選擇適合該時期的進補方式，才能達到最好的效果。**

根據四季的特點，來養脾健胃

《脾胃論》中有言：「內傷脾胃，百病由生。」脾胃是元氣之本，元氣是健康之本。脾胃受傷，則元氣大傷。我們體內氣、血、津液的生成，需要脾胃的運化，而氣、血、津液又反過來滋養著我們的身體。一旦脾胃受損，身體吸收不了營養，就會傷害到其他的臟腑，所以會產生疾病。

東漢著名醫學家張仲景所著的《傷寒雜病論》中也曾提到：「四季脾旺不受邪，即勿補之。」指的是脾氣強健的人，身體抵抗力強，也就不容易生病。那麼，我們要想擁有健康的身體，就要根據春、夏、秋、冬，每個季節的不同特點，做好養脾健胃。

只有保護好脾胃，我們才能不易受到病邪的侵擾。唯有在健康身體的支持下，才能為自己、家人及孩子創造更好的生活。

2

春季——養肝護脾的好時節

不知大家是否發現，每年春天時，氣候開始回暖，冬天的寒氣還沒有完全消失，這時只要出現豔陽高照的好天氣，有些人就迫不及待地脫掉冬季沉重的衣物，換上春季漂亮的衣服，去感受春季的暖陽和萬物復甦的美好。雖然這是一種熱愛生活的態度，但是也不得不承認，這對我們的身體來說也是一種冒險。

因為此時身體依然很脆弱，還在慢慢適應季節的變化，空氣裡殘留的寒氣也很容易侵入體內。此外，初春時，早晚的溫差較大，如果隨意更換衣服，只會增加感冒的機率。稍有不慎，就會損傷脾胃，造成感冒、頭痛或腹瀉，胃口也會受影響。為了這麼小的事情傷害到自己的身體，實在是得不償失。

我們經常以為，腹瀉或腹脹有可能是因為吃壞東西所致。但實際上，出現這種症狀時，與春天的季節特點也密不可分。春季時溫度慢慢回升，有些病毒也開始滋生和繁殖。「吃錯食物」當然只是影響健康的其中一個因素，但此時出現的腹瀉、大便稀軟等症狀，可能也是受到肝脾功能的影響而引起的。

中醫認為，肝主疏泄，惡抑鬱而喜條達，為「陰中之少陽」，肝氣有舒展、升發的生理特點，與全身的氣機調節有關。只要肝的功能正常，就可以讓身體感到通暢、舒服、充滿精神。而春天萬物生發，陽氣滋生，因此，肝主春，與春氣相通。

在五行中，肝木克脾土，肝氣的旺盛，從另一個角度來看，也代表著脾氣的虛弱，所以春天時人容易肝旺脾弱。這時不僅要養好肝臟，更要注意保護和強健脾胃。尤其是對一些有胃病舊疾的人來說，脾胃此時會變得異常脆弱，所以要利用這個時期，從日常穿衣、飲食習慣、運動和情緒管理等方面，做好養肝、護脾、健胃的準備。

春季時，脾胃更脆弱

人們常說「春捂秋凍」，其實就是在春天來臨時，不要太急著更換成薄衣物，我們的身體適合稍微用厚衣服來保暖。因為春天早晚的溫差太大，還需要靠厚衣物來保留身體的熱量，尤其是下半身。很多年輕人為了漂亮，很早就把厚褲子換成了薄的內搭褲，更有些人連衛生褲也不穿了。這時候寒氣就很容易侵襲到體內，原本脆弱的脾胃也就更容易受傷。

在穿衣方面要注意循序漸進，不要太急著換季，多給身體一些適應的時間，這也是對自我健康的負責。同時，也要多吃一些有營養、有熱量的蔬菜，多暖和脾胃，好讓身體的各器官部位能慢慢適應該季節的溫度變化，為身體機能的正常運轉提供營養，儲備能量。

以「食療」來養脾是首選

春季應該以健脾養胃的飲食為首選。從最基本的日常餐食，到平時喝的茶水和粥，吃的糕點、水果以及肉類，都要以養護脾胃為主。藥王孫思邈曾說：「春日宜省酸，增甘，以養脾氣。」**立春以後，就要少吃一些偏酸性的食物，應增加適量的甜食**。這樣可以減少胃部的消化負擔，也能達到補脾的效果。

早晚可以使用糯米、粳米、白米、黑米以及山藥等食物熬成粥喝，中午可以適量添加一些雞肉類的食物，但要避免太過油膩和辛辣的作法，儘量以清淡飲食為主，否則脾胃會無法承受。蓮藕和蘿蔔也是適合春季食用的蔬菜，這類蔬菜有助於養脾健胃。而山藥性平、味甘，具有健脾、養肺、固腎、益精等多種功效。紅棗和蜂蜜對脾胃也很有裨益。

同時，也要吃一些降肝火的食物來疏肝清肝，比如菊花和枸杞。菊花有滋陰降火的功效，可以將其作為輔助食材，配合白米熬製成粥，當作主食來食用。在日常生活中，米是一種非常常見，且能讓身體健康的食物，用來熬粥，更是能達到養胃的效果。

陸游曾寫過一首詩，叫作〈食粥〉，是讚美米粥的：「世人個個學長年，不悟長年在目前。我得宛丘平易法，只將食粥致神仙。」主要想表達的是，粥可以補脾健胃、清肺強身，也說明平時如果能有目的性地吃粥，人就可以像神仙一樣長生不老。當然，這樣說比較誇張，不過重點是為了突出米粥為健康帶來的好處。

記得小時候胃不好，母親每天會熬一些小米粥給我吃，說是可以養胃，還能幫助消化。平時也可以為父母、孩子或自己熬製養肝護脾粥，不但清淡可口，還能強身健體。

養肝護脾粥

材料　乾菊花10克、枸杞15克、白米50克。

作法

1 所有食材清洗乾淨後備用。

2 鍋中加入適量冷水，開火煮沸後加入備好的食材，再用小火繼續煮沸。

注意 每天可以吃一次，連續吃21天，在春季能養肝護脾。

亦可用銀耳、大棗和薏苡仁一起熬粥，能幫助健脾補氣。一般選擇大紅棗，它可以補中益氣，養血安神。現存最早的中醫藥學著作《神農本草經》中是這樣記載大棗：「主心腹邪氣，安中養脾，助十二經，平胃氣，通九竅，補少氣、少津液，身中不足，大驚，四肢重，和百藥。久服輕身長年。」經常食用大棗，不但能緩解氣血不足、心脾兩虛的症狀，對於脾胃虛弱者的身體大有益處，而且健康的人每天吃幾顆大棗，還能美容養顏、身強力壯。

銀耳有「菌中之冠」的美譽，也是一味具有較高價值的良藥。據說歷代皇家貴族還把銀耳當作「延年益壽之品」。將銀耳與紅棗、薏苡仁三者結合，功效甚佳。銀耳紅棗薏米粥的作法如下：

銀耳紅棗薏米粥

材料　紅棗5顆、銀耳1朵、薏苡仁50克、冰糖少量。

作法

1　所有食材洗淨後備用。

2　適量冷水煮沸後，加入所有食材，繼續煮沸，添加少量冰糖，直至食材煮爛。

一般來說，一到春天人的胃口就會比較好，再加上逢春節，人們吃的東西也比較雜。這時候就要注意，儘量不要食用涼性的食物，若因貪嘴而食用，只會讓脾胃更虛弱，比如黃瓜、綠豆，還有一些冰涼的飲料和水果等。

緩慢的運動，可以延年益壽

除了進補外，還要靠適當的運動來保護脾胃，強健身體。不過，春季鍛鍊不宜過早過猛，這時候更適合做一些緩慢柔和的運動。中老年人可以打太極、散步、跳廣場舞、健身操等。春季的清晨和上午，溫度會緩慢上升，更適合上述舒緩的運動，不但可以增加身體熱量，還能愉悅心情，從而提高抵抗力，達到養肝護脾的效果。

如果留心觀察，在上下班的路上，我們可以在一些廣場、公園看到群聚的中老年人，他們就是透過一些不劇烈的運動強身健體，從而幫助自己延年益壽。

年輕人可以選擇慢跑。對於一些不想早起或外出的人，也可以根據自己的時間選擇練習瑜伽。這是一種現代人非常喜歡的運動方式，運動幅度不大，對場地的要求也不高。常練習瑜伽不僅可排毒養肝，還能美體塑形。在此推薦適合在家做的瑜伽動作，非常適合初學者，不費力且能強身健體，養脾護胃，並預防脊椎側彎和脊椎炎。

仰臥扭轉式

1 在室內空地鋪上瑜伽墊，平躺後放鬆身體。

2 保持雙腿伸直，雙手自然地放在身體的兩側。

3 先屈起右膝，左手輕輕按壓右膝蓋，轉頭看右側。這樣的姿勢保持1分鐘，再換邊重複相同的動作。

穴位按摩——治療疾病效果佳

只依靠飲食調理和運動，其實很難達到健脾養胃。如果還能輔助一些其他的治療途徑，應該會事半功倍。穴位按摩也是輔助清肝健脾的重要方式。中醫認為，人體穴位是整個人體氣血藏聚之處，是疾病的反應點，每一個穴位都可以治療相關的疾病。那麼，我們平時可以按摩太沖穴、行間穴、肝俞穴、脾俞穴等，以此來做好健脾、養肝、護胃的準備。

脾俞穴和肝俞穴都是背部的穴位。脾俞穴具有輸送脾臟濕熱之氣的作用，該穴位可以將濕熱之氣轉化成液體，再通過膀胱排出體外。也就是說，按摩脾俞穴有助於幫助我們排出身體裡的濕氣，讓人變得更有精神。

行間穴

位置 足背，第一、二趾間縫的後方赤白肉分界處。

方法 用大拇指指尖掐按壓行間穴5秒鐘，壓到有痠感後休息5秒鐘再繼續，反覆按壓20次即可。

功效 每日堅持，有助於強身健體，對於女性來說，還可以輔助治療月經不調、痛經等症狀。對肝氣鬱結的胸膈滿悶、兩脇脹滿，或者肝火上炎的目赤腫痛，都有一定的治療和保健作用。

脾俞穴

位置 背部第十一胸椎棘突下，旁邊約1.5寸。具體取穴時，兩側上肢緊貼於胸腔，自然下垂，先確定肩胛下角。肩胛下角第七胸椎，從其向下數四個胸椎，就是第十一胸椎。

方法 可以用大拇指按揉這個穴位，每次按摩大約200次，或按3至5分鐘。

功效 每天堅持按摩，可以輔助治療各種脾胃方面的疾病。

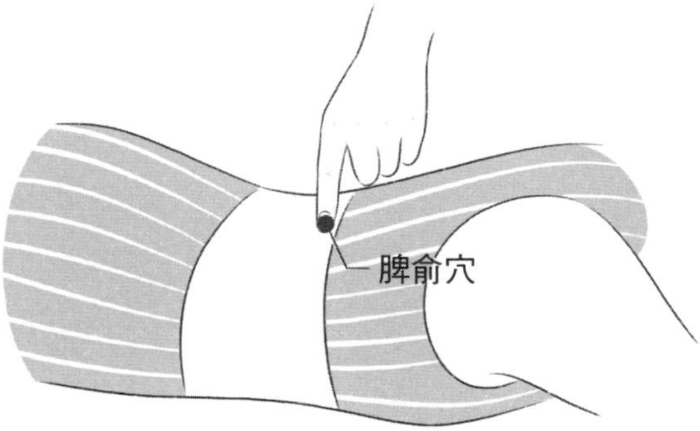

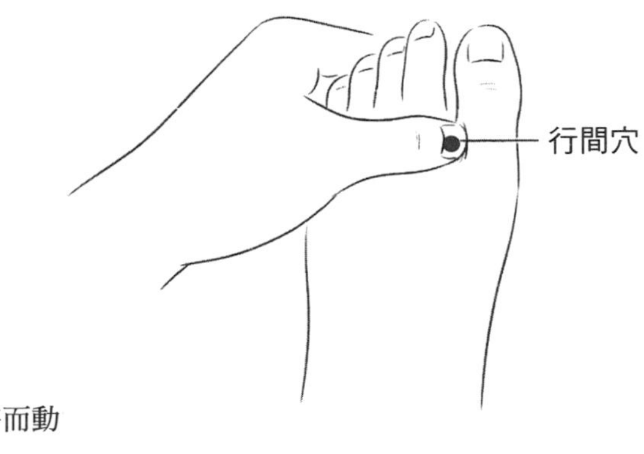

肝俞穴

位置 背部脊柱區第九胸椎棘突下，後正中線旁邊約1.5寸處。

方法 用輕柔的手法，每次按壓10秒鐘後放開，再繼續按壓。每次5分鐘，一天按壓1至2次即可。這個部位按壓比較麻煩，可用健身工具來輔助按壓背部，也可以有相同效果。

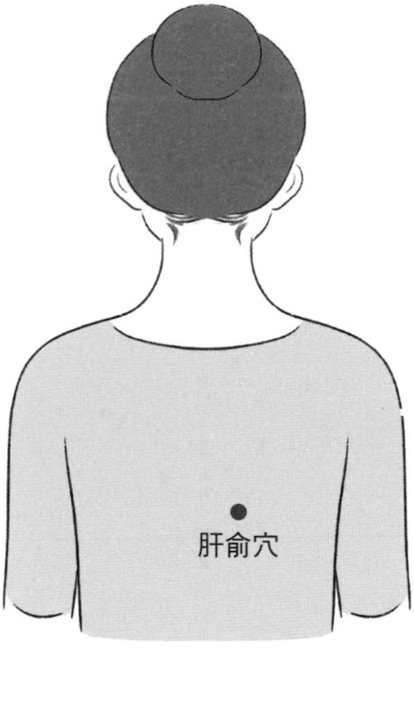

3

夏季——冬病夏治的好時機

在炎熱的夏季，很多人喜歡吃降火、清涼解渴的食物，比如冷飲和冰西瓜。雖然這些食物帶給我們一時的痛快，身體的溫度降低後會覺得很舒服，但是長期下去，會增加脾胃的負擔，也會加重體內的濕氣。

有些冬季的舊疾，一到夏天也更容易爆發，這就是為什麼有些人在夏天更容易感冒，而且還很難好的原因。有句話說：「脾病起於長夏。」「長夏」是中醫上的一種術語，是指每年的七至八月，這段時間包括大暑、立秋、處暑和白露四個節氣。

中醫認為，長夏養生，重在脾。這段時間天氣炎熱，人們喜歡吃冰冷的食物、穿單薄的衣物，這些都會無形中讓寒氣入侵體內，再加上這個季節的降水量增加，濕氣也會比較重，而脾最害怕被濕氣所困。因此，這時的脾功能就會很容易失調，人也很常胃口不佳、拉肚子等。比如說，一到下大雨的天氣，晚上睡覺如果讓肚子著涼，第二天就容易肚子痛，若嚴重就會腹瀉，這就是一種最常見的現象。

此外，夏天的燥熱也會影響胃口。尤其是在中午，很多人不太喜歡吃主食，大多隨便吃。面對較快的生活節奏和工作壓力，人們長期盯著電腦和手機，且不按時吃飯，身體的抵抗力就會下降，更會加重脾胃問題。由此可見，夏季是治療疾病、強健身體的最好時機。我們要借助夏天的天氣變化，從飲食習慣和作息習慣，以及運動習慣方面著手，保護好脾胃，儘量維持身體的健康。

養護脾胃要靠「吃」

中醫上認為，養脾胃就是養元氣，養元氣就是養生命。夏天影響脾胃最大的就是「飲食」。想養好脾胃，擁有更健康的身體，我們必須要吃得好。可是，很多人在夏天時容易胃口不好，喜歡隨性亂吃東西，當下雖然很過癮，無形中卻會傷害我們的身體。有不少人在夏天經常會拉肚子，也容易變瘦，整個人很沒有精神，就是因為傷害到脾胃所致。

中醫的藏象學說認為，脾胃五行屬土，屬於中焦，共同承擔著化生氣血的重任。

所以說，脾胃同為氣血生化之源，人體的氣血是由脾胃將食物轉化而來的，這裡的「氣血」指的就是我們所說的能量。

如果不忌口，隨便任由自己吃太多辛辣寒涼的食物，不僅會對脾胃造成刺激，也很難補充身體所需要的營養和能量，如此一來，別說工作賺錢，連生活都過不好。因此，夏季的重要任務就是養護好脾胃，儘量避免食用性涼、辛辣和油膩的食物，比如燒烤、火鍋、冰鎮食物和冷飲等；盡可能以溫和滋補、補脾祛濕的食物為主，比如南瓜、馬鈴薯、地瓜、山藥、小米、紅豆、苦瓜、杏仁和芹菜等。

夏季推薦食用綠豆湯和紅豆湯，不但可以降暑解渴，還能祛濕健脾。古代漢學藥物學著作《開寶本草》中記載：「（綠豆），主丹毒煩熱，風疹，熱氣奔豚。生研絞汁服，亦煮食，消腫下氣，壓熱解毒。」《本草綱目》中也有類似的紀錄：「（綠豆）厚腸胃；作枕，明目，治頭風頭痛；除吐逆；治痘毒，利腫脹。」這些古籍中的紀錄都足以說明，綠豆能清熱解毒、降暑解渴、利尿明目，也有一定的健胃效果。

綠豆湯

材料　綠豆30克、冰糖少量。

作法

1 挑出綠豆中的雜質，清洗乾淨之後備用。

2 鍋中加入冷水燒開，水沸騰後加入綠豆，可根據自己的口味添加少量冰糖，煮至綠豆軟爛即可。

綠豆湯是一種常見的降暑食物，在家就能做。不過最好喝常溫的，冰鎮綠豆湯雖然爽口，卻對脾胃不好。需要注意的是，綠豆性涼，《神農本草經疏》中指出：「脾胃虛寒滑瀉者忌之。」如果夏天出現熱痢、長痘和斑疹情況，就可以多食用綠豆。

但是對於脾胃相對虛弱的人來說，則需要將綠豆湯改為紅豆湯。《本草綱目》如此記錄紅豆：「下水腫，排癰腫膿血，療寒熱，止瀉痢，利小便，……（中略）健脾胃。」因此，一定要根據自己的體質來選擇，切勿胡亂飲食。紅豆湯的熬製方式和綠豆湯一樣。黃耆薏米粥也能幫助我們補氣祛濕，調養好脾胃。黃耆是一種中藥材，可以增強身體的免疫力，適合容易氣虛乏力、中氣下陷、拉肚子的人。

蘇軾曾經在詩裡提過自己喝黃耆粥的故事，他在謫居密州的時候因為生病，便喝黃耆粥來補養虛弱的身體，因此寫下「白髮欹簪羞彩勝，黃耆煮粥薦春盤」這樣的詩句。《本草綱目》說黃耆「益元氣而補三焦」，《中藥大辭典》裡也說黃耆「補氣固表，托毒排膿，利尿，生肌。用於氣虛乏力、久瀉脫肛、自汗、水腫等症狀」。可見，夏季在食療中加入黃耆，對強健脾胃來說是一種非常好的選擇。

黃耆薏米粥

材料 白米100克、黃耆30克、薏苡仁30克。

作法

1 將三種食材清洗乾淨後備用。

2 鍋中加入適量冷水煮沸，將三種食材加入鍋中，熬煮約40分鐘，確保食材煮爛即可食用。

注意 黃耆薏米粥尤其適合容易得腸胃炎的人。

山藥蓮子小米粥

材料 山藥200克、蓮子25克、小米100克。

作法

1 山藥去皮，用刀切成小丁塊；蓮子去心後沖洗乾淨；小米用清水淘洗後備用。

2 鍋中放入足量冷水，煮沸後加入小米、蓮子和山藥丁。大火煮開之後，轉為文火，再慢慢燉30分鐘。為了保證熬煮的效果，文火慢燉期間需要不斷地攪拌。

這些食物可以幫助我們清熱去火，養胃補脾。食用後，頭腦也會更清醒，不會因為天氣太熱而倦怠乏力，對緩解心情、舒緩情緒也有極大的幫助。夏天新鮮的時令水果和蔬菜比較多，多食用一些蔬菜和水果，還可補充體內的營養物質和維生素，促進胃部消化，非常健康。比如常溫的西瓜、葡萄、荔枝、龍眼、蘋果和柚子等。但在食用水果前一定要先清洗，才不會引發疾病。

此外，也要依自己的身體狀況適當食用水果，一旦感冒發燒，有些水果也不能吃，比如荔枝和龍眼，並不利於病情的好轉。此外，還要注意補充水分。因為夏季容易出汗，水分流失較多。除了多喝水之外，食物和水果也能補充水分，要盡可能讓體內的物質需求達到平衡。

多做戶外運動，可愉悅身心

夏季可以做的運動其實不少，一般的有氧運動皆能保護和強健我們的脾胃功能，包括快走、慢跑、太極拳和瑜伽。不過，最吸引人的有氧運動就是游泳。對普通人和上班族而言，如果時間不方便，平時就可以適當快走、慢跑，再配合瑜伽來輔助健脾養胃。

如果是時間和精力都允許的人，則可以選擇騎單車、游泳。游泳的過程中，身體關節和肌肉不容易受到損傷，不僅能增強體質，避免夏季疾病的發生，還有一定的減肥效果。不過需要注意的是，游泳時的水溫要讓身體感覺舒適，溫度太低會刺激腸胃，反而適得其反。每次大約游四十分鐘左右，確切時間要根據自己的能量和體力來決定，一週三次即可。

相反地，騎單車就比較損耗膝關節，對天氣也有一定的要求，所以要根據自己的身體情況來選擇運動。對於不太喜歡運動的人，也可以選擇瑜伽、靠牆站等較簡單的方式，根據自己能夠堅持的時間來進行安排。這兩種運動可以促進胃腸蠕動，加速血液循環，讓食物消化、吸收，使脾胃相合。

健脾養胃，首推兩穴位

穴位按摩主要是結合經絡學說，透過對特定穴位進行按摩，達到治療和緩解病痛的作用。

《黃帝內經》談到：「按之則熱氣至，熱氣至則痛止。」按摩穴位再搭配飲食調理和運動，有益於身體健康。每天可以順時針按摩腹部，或按摩中脘穴、陰陵泉穴等穴位，能保健脾胃，祛除濕氣。

對於飢不欲食、消化緩慢的脾虛人群，亦可請專業人員採用艾條懸灸的方法。將點燃的艾條置於距離穴位皮膚約三至五公分處，以穴位局部感覺溫和為準，每次懸灸約二十分鐘，每日灸一至兩次即可。

中脘穴

位置 位於上腹部，在劍突與肚臍連線的中點。

方法 一般選用拇指或中指進行按摩，可將按法和揉法結合起來治療。具體按摩手法為：中指伸直，食指搭於中指遠端指間關節上，中指螺紋面置放於中脘上，垂直向下按壓。力度要適中，不要過猛。稍停片刻後撤力，再重複按壓，一般按一下揉三下。該穴位也可以針灸，但必須要由專業人員操作。

功效 中脘穴位於胃部，最能反映出胃功能的盛衰。因此，按摩中脘穴可以治療胃部的相應疾病，對於強健和保護胃部有一定的作用，尤其是緩解胃痛、腹痛、腹脹、反胃、腸胃不適，以及治療一些慢性胃炎。

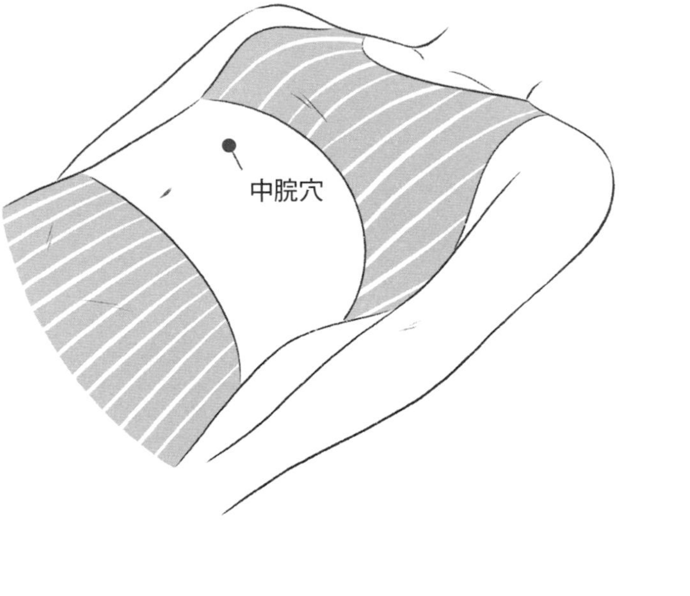

陰陵泉穴

位置 在小腿內側，脛骨內側踝後下方的凹陷處（見下頁圖示）。

方法 將拇指指腹置於穴位上，其餘四指於小腿前固定，拇指稍用力按揉，感覺到痠痠脹脹的就可以。每次按揉約5分鐘，一天可以多按摩幾次。

功效 陰陵泉穴在脾經之上，按摩陰陵泉穴有助於祛除體內濕氣，達到健脾護脾的效果。尤其是在夏季，若因濕氣太重引起肥胖和身體不適，此時按摩陰陵泉穴的效果最佳。

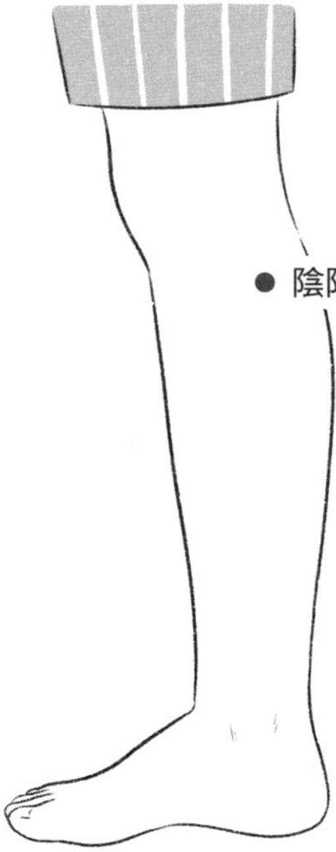

4

秋季——養胃健脾的黃金期

到了秋天，早晚的溫差逐漸加大，夏季的暑熱被秋季的涼爽一掃而光。很多農作物和水果開始成熟，葉子逐漸變黃凋零，涼爽的秋風拂過臉頰，也讓人覺得神清氣爽、精神抖擻。此時也能很明顯地發現，秋分之後，白天的時間變得越來越短，我們也開始產生一種時間不夠用的感覺。

此時，天地之間陰氣漸長，陽氣開始收斂。雖然還會有秋老虎到來，但這個季節的寒涼和乾燥，會讓人不時出現一些不適症狀，比如頭痛、胃痛，還會喉嚨乾癢，總是想喝水潤喉。有些女性的身體會出現很多不舒服的症狀，比如月經失調、皮膚乾燥缺水、頭髮毛燥，甚至還會長痘痘。

很多人在夏天由於炎熱引起食欲不振，吃了不少寒涼的食物，包括冷飲、冰西瓜和水果等。經過一整個夏季後，人的脾胃到秋天變得更虛了。中醫認為，脾胃是後天之本，萬病之源。意思就是，大多數疾病的發生其實都與「脾胃」有關。從夏天到秋天，除了氣候和溼度上的變化外，脾胃也異常敏感。此時，正需要滋補脾胃，因此也有所謂「貼秋膘」（意指因為夏天吃得少，故在立秋時吃各種肉來補充營養）的說法。

這是民間的一種說法，而且傳統觀念認為，「貼秋膘」就是要多吃，長胖才算奏效，才能提高抵抗力。所以很多人都覺得秋季要吃各種有營養的食物進補，實際上，這種「補」也是有學問的。一旦在飲食上過度進補，就會增加脾胃的消化負擔，也會影響營養物質的運送效果。

尤其是小孩子和老年人，還有一些患有慢性脾胃病的患者。這類人的脾胃比較脆弱敏感，承受限度較低，如果一下子吃太多營養的食物，比如油膩的肥肉、各種大補湯等，他們的脾胃就很難承受，反而會加重身體的不適。

記得有一次中秋節，朋友回家看七十多歲的外婆，特地帶了一些營養品回去。外婆一下子吃了太多，進補過度，導致脾胃受不了，最後住院幾天才好轉。朋友覺得自己「好心辦壞了事」，可見，秋季的「補」和養生，也是需要學習的。

正確的做法是，要先慢慢地調養好脾胃，讓脾胃在健康的狀態下開始進補。這樣脾胃迎接吃進去的食物後，才能為身體傳送營養和能量。因此，秋季的飲食應以「健脾養胃」為主，這也可以為即將到來的冬季及春節，準備好一個更健康的身體。

小補怡情，大補傷身

秋季應當考慮清淡、滋補、易消化、性溫的食物，避免寒涼、乾硬的食物。胃火旺盛的人，要少吃辛辣和油膩食物，因為這些食物會刺激胃部，導致胃部產生灼燒感，若嚴重，還會引起口臭和便祕。一定要先祛除胃部的火氣，之後再注重滋補。

若想祛火，可以食用冬瓜、苦丁茶和菊花茶等。而脾虛的人，症狀往往以食欲不振、乏力疲倦為主，秋季也會頻發腹瀉。這類人要先健脾，食用山藥、小米等食物，再配上一些養胃滋補的粥。

古代藥學著作《本草求真》中說：「山藥本屬食物，古人用入湯劑，謂其補脾益氣，除熱。」**說明山藥有很好的補脾效果，將其與白米熬製成粥食用，不但可以健脾養胃，還能延年益壽**。

山藥粥也能改善女性的閉經問題。清代醫學家張錫純在《醫學衷中參西錄》中曾講過他幫一位三十多歲的女性，成功治療閉經的故事，用的就是山藥粥，可見其藥用價值不菲。

山藥粥

材料 山藥200克、白米60克。

作法

1 山藥清洗後去皮切塊備用，白米淘洗乾淨備用。

2 鍋中加入冷水燒開，放入山藥和白米，煮沸後再用小火慢慢熬煮5分鐘左右即可。可根據個人口味添加白糖、冰糖或紅糖。

老人和兒童的消化能力一般不如青壯年好，胃部也比較脆弱，消化能力偏低，因此要選擇好消化的，或者可以幫助消化的食物，比如山楂能促進消化，山楂紅棗山藥湯就是一個很不錯的選擇。酸酸甜甜的很可口，加上紅棗還可以補充氣血，而且山藥又比較滋補，非常適合老人和孩子。

山楂紅棗山藥湯

材料 山楂10個、山藥100克、紅棗5顆、枸杞及冰糖適量。

作法

1 山楂、紅棗洗淨去核，山藥洗淨去皮切塊，枸杞洗淨，備用。

2 鍋中加入冷水，放入冰糖、山楂、紅棗，煮沸後再加熱20分鐘左右。持續添加切好的山藥塊，最後放入枸杞煮6分鐘即可。

注意 山楂的酸性會讓人胃口大開，也有保護肝臟的作用。加入山藥和冰糖，能夠生津止渴，還可潤肺。不過要適當食用，不可過量。

四君子湯是治療脾氣虛最好的補品，中醫養生時經常會用到。所謂「四君子」，是指人參、白朮、茯苓、甘草四味藥材。人參可以補充體內的元氣，白朮能夠健脾，兩者配合有非常好的護脾療效。茯苓能健脾利濕，還可保護肝臟，甘草則可以調和這幾味中藥食材，使其有更好的效果。

四君子湯

材料 人參、白朮、茯苓各9克，甘草6克。

作法 將全部材料用開水煎煮30分鐘後服用。

中醫認為，秋季在五行中屬金，在五臟中對應肺。秋季容易引起乾燥，主要是肺部不舒適。保護好肺氣，避免乾燥，也是秋季的一大要事。在這裡推薦可食用的雪梨銀耳湯，作法如下：

雪梨銀耳湯

材料 銀耳1朵、雪梨1個、冰糖適量。

作法

1 銀耳在溫水裡浸泡一個小時，雪梨洗淨去皮後切成小塊。

2 鍋中加入冷水煮沸，放入銀耳繼續煮20分鐘。

3 再放入雪梨和冰糖，小火慢燉15分鐘後，再燜一下子即可。

注意 雪梨銀耳湯可以潤肺降燥，緩解秋季的咳嗽和喉嚨乾癢等症狀。

秋季運動，養顏又養心

每逢秋天來臨，人的心情多少都很容易受到萬物凋零的影響。唐代詩人劉禹錫的〈秋詞〉裡有一句詩是「自古逢秋悲寂寥」，說明秋天的環境和氛圍感，會帶來悲涼和寂寥的感受，這時候人容易感到抑鬱。

我們經常聽到一句成語「傷春悲秋」，正是如此。有些情緒和心情，也是疾病的一種表現。反過來說，情緒的波動同樣會影響身體健康，這時就需要結合一些適當的運動來轉移注意力，提高抵抗力。

秋天的風景別有一番風味，可以和三兩好友一起去爬山，不僅可以鍛鍊身體，還能一起欣賞秋季獨特的美景，愉悅心情，對保護脾胃和肺部健康都很有幫助。每年的九月初九重陽節，有登高的習俗，也算是對傳統文化的一種弘揚和傳承。

但是要注意，爬山之前最好確保自己的健康狀況正常，患有心肌病、風濕性心臟病以及高血壓的人，可能並不適合爬山。因為爬山是一項非常消耗體力且又十分費時的運動，如果體質不好，過度運動就會有損健康。最好選擇一些溫和的運動，可以根據自己身體的實際情況，選擇早上或傍晚慢跑、散步、打太極拳和練瑜伽。透過這幾項運動轉移注意力，愉悅身心，幫助身體恢復到更好的狀態，以此來抵禦寒冬。

在這裡推薦一個瑜伽動作：貓式伸展，這個動作不難，可以放鬆上半身的肌肉，活動筋骨，消除疲勞。晚上睡覺前做幾次，還可幫助睡眠。不妨現在就開始嘗試吧！

貓式伸展

1 四肢支撐跪在瑜伽墊上。吸氣時背部慢慢向下，臀部自然向上，胸部要向上提氣，頭部跟隨脊椎的彎曲慢慢抬起來，隨後脖子緩慢拉長，不要聳肩。

2 呼氣時，脖子要向下完成弧形。

想促進脾胃消化，也可多按太白穴

秋季的寒涼會讓腸胃變得更敏感，如果不加強防護，患有慢性病者則容易復發，無病者也易留下隱患。若是怕冷和體虛者，平時除了注意飲食和加強戶外鍛鍊之外，也可以配合一些中醫上的穴位按摩來幫助治療，促進脾胃運化。主要以按摩太白穴作為輔助。

在中醫裡，太白穴是一個神奇的穴位。腸胃的不適症狀，諸如脾胃虛弱、胃痛、腹脹、腸鳴、腹瀉、便祕、胃痙攣、胃炎和消化不良等，都可以透過刺激太白穴來緩解。相比其他穴位，太白穴的健脾效果更好，它被稱為健脾要穴，而且還能利濕，緩解身體疲乏。如果有便祕的症狀，也可以經常按壓中脘穴，它可以促進腸胃蠕動，對緩解和治療便祕更是成效顯著。

太白穴

位置 屬足太陰脾經，在足內側緣，第一蹠骨關節後下方赤白肉際凹陷處，即我們腳的大拇趾向後2公分處。

方法 每次按摩5分鐘左右，儘量以輕微按揉的方式進行，讓穴位處感到微微痠脹、發熱即可。

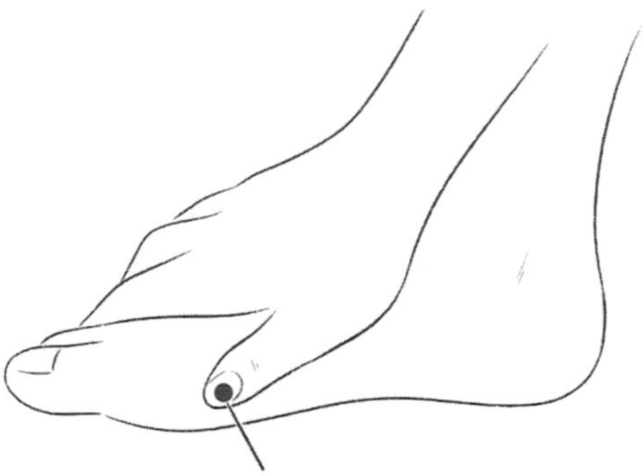

5

冬季——進補之前先健脾

冬季之後，氣溫驟降，夜晚的時間比白天要長。天地之間的寒氣越來越重，陽氣也慢慢收斂了起來。很多動物都開始為自己找棲息的洞穴，儲備足夠的糧食準備過冬。此時，人體內的陽氣也逐漸下沉，脾胃虛弱或者患有慢性胃炎的人就需要注意了。

脾胃疾病很容易在冬季發作，溫度不斷下降和冷空氣的增加，讓身體容易被寒氣刺激，繼而影響抵抗力。《素問．四氣調神大論》中指出「春夏養陽，秋冬養陰」，大家可能不明白，冬天已經很冷了，而且陰氣很重，為什麼不注重養陽，反而要養陰呢？

大家應該都知道陝北的窯洞吧？窯洞具有冬暖夏涼的效果，是因為一到冬天，地表和空氣中的溫度比較低，陽氣會藏起來，這時候就是藏在這個「窯洞」裡。如果把人體比作窯洞，收藏陽氣的容器則是這個「陰」，容器越大，可以收藏的陽氣也就越多。

在冬天來臨時，身體以外的陰比較重，但是體內的陰卻少，再加上冬季氣候乾燥，我們的嘴唇會容易脫皮，甚至發生乾裂，這就是因為體內的陰氣不足，無法產生足夠的陽氣所致。因此，這時就要養陰，以此來助長陽氣，達到滋養身體的目的。

有人會想，若在冬季養陰，是否會把身體越養越寒呢？其實不是的。這裡的陰是指身體裡的血、津、精，是生命的根基，和「陰寒」裡的陰並不相同。冬季養陰是為了收斂陽氣，提高身體抵禦寒冷的能力。值得一提的是，秋冬養陰並非過度地只注重養陰，而是需要和春夏互相調和，適時地進行。

整體來說，也是為了下一個季節的養生做好準備，是站在四季養生的角度來考慮的。因為臟腑學說中「陰陽」互為其根，互相依存又互相制約。中醫提倡「因時制宜」的養生原則，也就是在寒冬到來之際，要達到養生的效果，保護好脾胃，我們就需要追隨冬季的氣候變化，適應自然界的閉藏之氣，養護體內的精氣，盡可能地早睡晚起。當體內的陰氣得到收藏，且更為充足時，就可以產生更多的陽氣，幫助我們滋養脾胃，提高抵抗力。

冬季首重保暖，頭部及手腳都要顧到

既然冬季的養生提倡「閉藏」之法，我們就需要從最簡單的穿衣服做起。此時，身體的代謝相對比較慢，無法產生足夠多的陽氣，耐寒能力也會下降。尤其是一些年老體弱的人，如果脾胃虛弱，就會更需要保護身體的重點部位，比如頭部、腹部、腿部和手腳。

很多人在冬天會選擇戴帽子、戴圍巾，甚至有些女性在生理期來時會使用暖暖包，這些都是為了防止寒氣侵體，補充身體的熱能。

頭部保暖

《黃帝內經》上說：「頭是諸陽之會。」因為在人體的十二條經脈中，手和腳的三陽經最後都會聚在頭部。如果沒有預防寒氣從頭部侵入，就容易導致體內的陽氣流失，人也很容易發冷，從而引起感冒、頭痛、咳嗽等症狀。主要的保養方式除了戴帽子之外，還可以把頭髮留長，這樣也有助於留住熱量。

同時，冬季洗頭時也需要注意。這時的溫度太低，很多人都比較懶散，會選擇早晚洗頭。有時候早上太匆忙，頭髮還沒有擦乾就出門，到外面吹了冷風就會很容易引起風寒。而晚上睡覺之前洗頭，常有不少人還沒吹乾頭髮就躺下，也會讓濕氣從頭皮侵入體內。如果時間方便，最好選擇在中午的時候洗頭，或在出門和入睡之前用熱風把頭皮吹乾。

腹、背部保暖

脾胃位於上腹部，因此若腹部的保暖沒做好，寒氣侵入體內，第一個傷害到的就是脾和胃。脾胃一旦受傷，最明顯的就是引發腹瀉、沒胃口、吃不好，從而導致整個人沒精神，還會影響我們的正常生活和工作節奏。

保護腹部的辦法就是平常可穿一些溫熱的貼身衣物，以保存熱量，促進血液循環，並注意晚上睡覺時不要讓腹部著涼。此外，也需要做好背部的保暖工作。脾俞穴和肝俞穴都位於背部，一旦背部受涼，這兩個穴位就會受阻，脾胃的功能也會失調。天氣好時，不妨出門讓背部曬太陽，或在衣服外多加一件背心，以保護腹部和背部。

腿部保暖

大家一定都聽長輩們說過這樣的話：「不好好穿衣服，當心以後得老寒腿。」老寒腿是民間的一種俗稱，指的是一到下雨或天冷時，腿部就會發麻或發抖、抽筋，若嚴重，可能會引起風濕，這些都是因為平常沒注意腿部的保暖所致。

有不少年輕女孩為了漂亮，不喜歡在冬天穿得太臃腫，會穿比較薄的褲子。雖然漂亮卻不保暖，嚴重時，還會留下難以治癒的腿部疾病。腿部該如何保暖呢？多穿一些禦寒的厚內搭褲或厚棉褲。如果冬季要和朋友去滑雪，最好戴上護膝，保護好膝蓋也非常重要。

手腳保暖

常言道：「人老腳先衰，養生先養腳。」這足以說明泡腳對於身體的重要性。腳上其實也有很多非常重要的穴位，每天晚上睡前如果可以用熱水泡腳，就能透過按摩和刺激腳底的穴位，慢慢祛除體內的寒氣。冬季溫度太低，有些人因為沒有保護好手和腳，導致出現凍瘡。這不僅會對生活帶來影響，凍瘡嚴重時還會留下疤痕，且每年都會發作。當我們冬天出門時，要注意戴好手套，穿保暖性好的鞋襪，防止手腳受凍。

《黃帝內經》上說：「冬不藏精，春必病溫。」意思就是，如果冬天不注重養藏之道，身體裡的精氣和津液就留不住，到了春天，抵抗力就會下降，人很容易生病。**養護和強健脾胃最簡單的方式，就是做好身體部位的保暖工作**。此外，還要保證室內通風，儘量早睡晚起。

熱食滋補，驅寒又防病

很多人會覺得，冬天應該吃各種營養豐富的蛋白質，喝各種大補湯、吃肉食、吃火鍋等。這時吃進去的營養物質和能量，更容易儲存在體內，有助於提高抗病力。而且從夏季到秋季，再到冬季，我們也變得胃口大開，常會覺得若不在冬天吃美食，好像對不起自己的胃。話雖沒錯，補也是要補的，但冬季比較忌諱「大補」。

因為對正常健康的人來說，體內的營養物質相對平衡，如果過於大補，就會打破這個平衡，「補」也就失去意義。再者，冬季的運動量也比較小，新陳代謝緩慢，吃太多又動得少時，吃進去的食物在體內就很難被消化吸收，而一些疾病的徵兆，從飲食習慣就能判斷出來。平時沒按時吃飯，營養不均衡，亂吃寒涼、辛辣的食物，甚至過度補充營養，都不利於健康。良好的、適量的飲食習慣，以及一些溫熱的、滋補的食物，對健康是非常重要的。

《素問・經脈別論》中說：「食氣入胃，散精於肝，……濁氣歸心，淫精於脈」、

「飲入於胃，遊溢精氣，上輸於脾，脾氣散精，上歸於肺」等，說明飲食中營養物質的消化和吸收，都有賴於脾胃。那麼，最終想要達到補充營養、強身健體的目的，就必須先養好脾胃。

一般來說，冬季的食物烹飪方式，主要是以燉、煮和蒸為主。這三種烹飪方式可以保留食物中的營養物質，減少營養成分的流失，還可以讓食物始終處於溫熱狀態，不傷脾胃。不過，這種形式做出來的食物可能大多都偏油膩，不能吃太多，否則胃部很難消化，反而容易生病。

適合冬季的食材主要有白菜、冬粉、木耳、枸杞、紅棗、桂圓、糯米、生薑和南瓜等。這些食物可以補脾養胃，讓身體在冬天吸收更多的熱量，減少陽氣的散失。以下介紹幾道適合冬季的食譜，對健脾養胃、滋養身體和補充陽氣都很有益。

南瓜可以補血散寒，而糯米的溫補效果很好，可以有效地緩解脾胃虛寒。據《滇南本草》記載，南瓜性溫，味甘，沒有毒性，入脾胃經，潤肺益氣，也能化痰排膿，治療咳喘，還能利尿。在冬季可以為自己或家人做一些南瓜糯米粥，熬好的糯米和南瓜軟嫩香甜，十分可口，還能抵抗寒氣，補脾養胃。

蔬菜牛肉粥可以養胃健脾，也很適合老人和孩子。蔬菜類型可以根據自己的口味選擇；主要是牛肉和米飯，再配上喜歡的蔬菜，營養均衡又好消化，味道也很好。生薑性溫，喝生薑茶可以袪除身體的寒氣，還有健脾養胃的效果，在冬季是一種非常有利於健康的食療法。尤其是女性，可以多喝一些生薑茶，能緩解經痛，提高身體的抵抗力。

南瓜糯米粥

材料 糯米100克、南瓜500克。

作法

1 糯米淘洗乾淨，南瓜洗淨切成小塊備用。

2 鍋中加入冷水燒開後，加入糯米，煮沸後加入切好的南瓜塊，小火熬15分鐘左右即可。

蔬菜牛肉粥

材料 牛肉40克、米飯適量、菠菜1把、小馬鈴薯1個、胡蘿蔔1個。

作法

1 所有食材清洗乾淨，牛肉、菠菜、馬鈴薯和胡蘿蔔切碎。

2 鍋中加入適量冷水燒開後，加入米飯煮至黏稠，放入剩餘食材攪拌，煮熟即可。

生薑茶

材料 生薑15克、紅棗5顆、冰糖適量。

作法

1 生薑洗淨切成細絲，紅棗洗淨，備用。

2 鍋中加入冷水煮沸，生薑絲和紅棗放入沸水中繼續熬煮10分鐘後倒出，可根據個人口味添加冰糖調味。

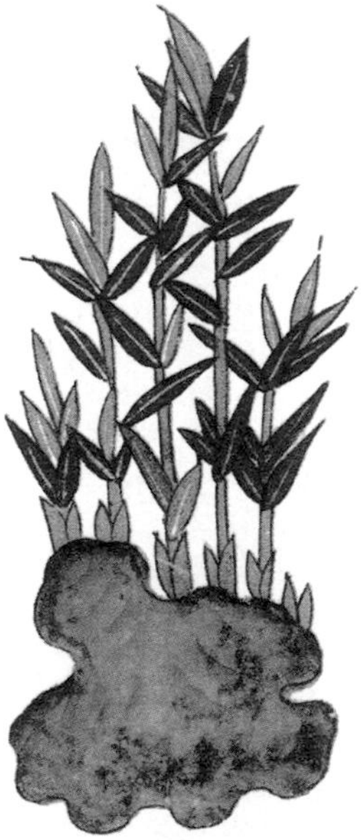

薑

薑，可健脾胃、止痛、發汗，內含的薑辣素可抗衰老及祛斑。

冬季如何運動較好？場地、衣著都很重要

很多人在冬天幾乎不運動，一是溫度太低，二是時常陰鬱的天氣，讓人也沒心情。這時候出門運動，坦白說就是一種極大的挑戰。雖然我們都知道「生命在於運動」，可真正能實踐的人卻十分稀少。即便是在氣候溫暖的春夏季節，能夠堅持每天跑步鍛鍊的人，也並不多見。

在目前的社會環境下，受到工作性質的影響，導致很多疾病可能都是「久坐」所

致。再加上冬天代謝原本就緩慢，若不運動就會有損健康。華佗曾經對他的弟子說：「人體欲得勞動，但不當使極爾。動搖則穀氣得消，血脈流通，病不得生，譬猶戶樞，終不朽也。」大概意思就是，人需要做一些適量的勞動和運動，可以增強脾胃功能，還能幫助促進飲食消化、血液流通。

冬季做一些適當的運動，能夠促進腸胃蠕動，提高消化吸收的能力，達到健胃的效果，並且可以釋放壓力，讓人的心情變得愉悅。不過，儘量少做劇烈運動。《千金方》中有云：「冬時天地氣閉，血氣伏藏，人不可作勞汗出，發洩陽氣，有損於人也。」這足以說明冬天並不適合過度運動，會消耗身體裡的陽氣。所以，冬天如何運動也有訣竅。下列推薦一些比較適合冬季的運動方式，像是跳繩、長跑、滑冰、冬泳、爬樓梯、跳舞等。

不過，運動時要根據其類型，選擇厚薄適中的衣物。對於一些會產生較大熱量的運動，就要適量減少衣服的厚度，否則可能會因為出汗過多，無法讓熱能散發，導致暈厥和休克。我在學生時期和朋友一起在室內運動，他就是因為穿得太厚，當時運動過量暈倒了。所以這一點一定要注意，千萬不可忽視。

同時，也要選擇合適的場地，因為冬季的一些運動方式，往往會因為天氣和地理條件而受限。對於普通人而言，最適合冬季的運動場所就是家裡，還可避免吸入霧霾。我們可以根據實際情況，在家中跳繩，在跑步機上慢跑，或者做室內瑜伽。合適的瑜伽動作可以鍛鍊身體的各部位，促進血液循環和消化吸收，增加身體的熱能。比如臀部橋式，是瑜伽裡一種最基礎的鍛鍊法，雖然看似簡單，卻能消耗全身的能量，達到強身健體的效果。

臀部橋式

1 在家中的空地鋪好瑜伽墊，躺下，放鬆身體。

2 吸氣時推起身體向上，轉動身體面朝左側，屈雙膝，弓背依次向下平躺，雙手放於身體一旁，雙腳自然分開，與髖同寬。

3 再慢慢向上抬起骨盆，內收尾骨，緩慢地用臀部尋找腳跟的方向，並向上推起。雙手手臂有力量地下壓，幫助擴展胸腔的空間，繼續呼氣，臀部上提，雙腳內側向下沉，不斷擴展胸腔。身體的最高點位於恥骨，放鬆肋骨向下沉，肚臍靠向後背，緩緩呼氣。

4 臀部向下，雙腳尋找臀部，並踩回地板。可以根據自己的體力，循序漸進地增加練習時間。

冬天最好不要總是待在房間裡，天氣好時可去戶外沒有風的地方曬太陽，讓身體更暖和。曬太陽也能預防憂鬱，有益身心健康。

穴位按摩——最健康的養生方式之一

中醫按摩是一種最健康的養生方式，在冬天配合穴位按摩，可以平衡人體的陰陽、疏通經絡、祛風除濕，也能夠緩解身體的疲勞，有助於促進消化和血液循環。如果時間上允許，可以試著幫自己按摩，或者找專業的按摩師，幫助調節腸胃功能。在此推薦按摩風池穴。

風池穴

位置 把手伸到髮際線裡，沿著大筋向上推，推到跟耳垂相平的位置，摸凹陷處即是。

方法 可以手指點按，也可以進行艾灸，點燃艾條後用手舉起，放在距離風池穴2公分

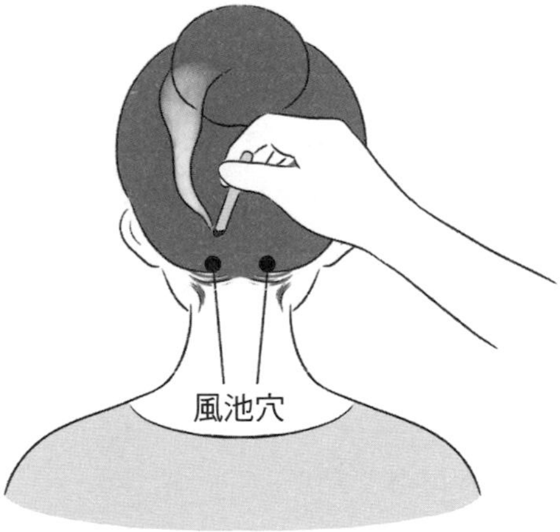

處，讓穴位處感到輕微發燙即可。

功效 風池穴是足少陽膽經的俞穴，也是頭面部最大的俞穴，用艾灸的方式能夠更好地驅走體內的風寒，養護脾胃，提高身體的免疫力。

中醫認為，人是自然之物，必須遵循自然規律。意思就是**人體內的陰陽平衡，與四季變動和環境有關**，作為自然界的一部分，就要遵循自然規律，方可長久。穴位按摩配合飲食調理和運動，是一年四季養脾的最佳方式。養脾要因時而動，方式也應該隨季節變化來進行調整。選擇適合自己身體情況，且順應季節天氣的養脾方式，才能讓我們的脾胃越來越健康。

肆

健脾不能亂來，飲食也有講究

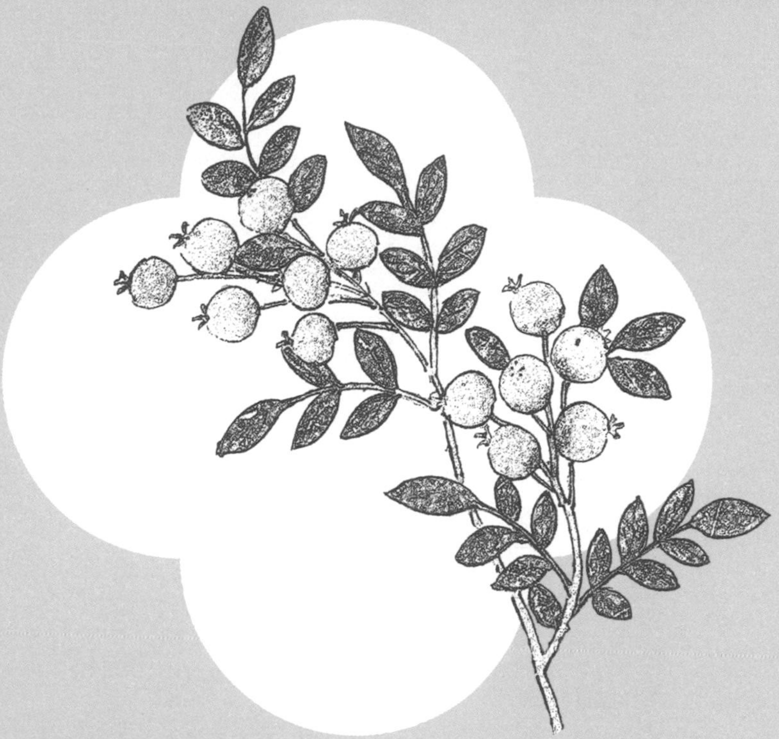

粳米，皆能補脾，益五臟，壯氣力，止瀉痢，

惟粳米之功為第一。

1

脾臟最愛的五種食材

中醫一向認為，食補的作用大過藥補。想要讓脾胃健康，飲食至關重要。我們不僅要養成良好的飲食習慣，更要常吃一些可健脾養胃的食材。在本篇中，為大家推薦五種常見的益脾食物。

主食類：五穀雜糧

五穀是人體獲取營養的基礎，雜糧在中醫裡也是延年益壽的重要食物，可增加消化能力，促進腸胃蠕動，減輕脾胃負擔，還可健脾養胃。過去民間流傳，家窮才吃雜糧，有錢人吃精細五穀。但現代人飲食太過精細，若希望身體健康，反而要多吃雜糧，如薏苡仁、粳米、玉米等。

粳米

《食鑑本草》中提到一種常見的雜糧，粳米。書中說：「粳米，皆能補脾，益五臟，壯氣力，止瀉痢，惟粳米之功為第一。」無獨有偶，《本草經疏》也提到，粳米「其味甘而淡，其性平而無毒，雖專主脾胃，而五臟生氣，血脈精髓，因之以充溢，周身筋骨肌肉皮膚，因之而強健」，可見粳米對脾胃非常有幫助。

薏苡仁

薏苡仁，俗稱薏苡，又稱薏仁、苡仁、苡米、薏苡米、藥玉米等，是老幼皆宜的食品。原產於中國及東南亞地區，後來列為宮廷膳食之一。薏苡仁具有豐富的營養和藥用價值，被稱為「米中第一」。薏苡仁中含有蛋白質、脂肪、碳水化合物、粗纖維、礦物質、鈣等營養成分，及人體必需的八種胺基酸。

其中，蛋白質、脂肪、維生素B1的含量遠高於白米。據《後漢書．馬援傳》記載，東漢大將軍馬援官至伏波將軍，他在交趾作戰時，南方山林濕熱蒸鬱、瘴氣橫行。他經常食用薏苡仁，不但輕身省欲，而且能戰勝瘴瘧之氣，屢立戰功。

中醫認為，薏苡仁性涼，味甘淡，入脾、胃、肺經，具有利水滲濕、健脾胃、清肺熱、止泄瀉等作用。李時珍所著《本草綱目》上說，苡仁「健脾益胃，補肺清熱，去風祛濕。增食欲，治冷氣，煎服利水。薏苡根搗汁和酒服，治黃疸有效」。

玉米

玉米中的維生素含量非常高，是稻米、小麥的五至十倍，在所有主食中，玉米的營養價值和保健作用是最高的。玉米中含有維生素B_2等高營養物質，有益於人體。中醫認為，玉米有寧心活血和健脾利濕效果，還能開胃益智。尤其是玉米油，含有豐富亞油酸，能防止膽固醇在血管壁沉積，預防冠心病和高血壓，同時也可達到降低血糖和利尿效果，適合糖尿病患者。

葷味：肉、蛋及魚類

脾虛的人一般宜少食肉，但為了營養，還是需要適當進補一些肉類。

牛肉

中醫常推薦食用牛肉，補脾胃、益氣血、強筋骨。特殊人群（如孕婦、病人）有特殊進補需求（如產後、術後）時，吃羊肉容易上火，相較而言，牛肉才是最好的選擇。

鯽魚

中醫認為，鯽魚性味甘、溫，能利水消腫、益氣健脾、解毒、下乳，具有和中補虛、除濕利水、溫胃進食、補中生氣之功效。臨床實驗證明，鯽魚肉能防治動脈硬化、高血壓和冠心病，並有降低膽固醇的作用。《本草經疏》對鯽魚有極高評價：「鯽調味充腸，與病無礙，諸魚中惟此可常食。」常吃鯽魚不僅能健身，還能減少肥胖，有助於降血壓和降血脂，使人延年益壽。產婦食用鯽魚，不僅可以增加營養，還能有效催乳。

鯉魚

鯉魚性甘平，入脾胃經，有健脾和胃的功效，主治胃痛、黃疸、脾胃虛弱、食少乏力。鯉魚肉蛋白質含量高，品質好，容易消化吸收，老少咸宜。《馮氏錦囊祕錄》

中說：「鯉魚，稟陰極之氣，故其鱗三十六，陰極則陽復。故《素問》言：魚熱中。其氣味雖甘平，然多食能令人發風熱也。甘可以緩，故主咳逆上氣，止渴。陰中有陽，能從其類以導之，故能利小便，使黃疸（疸）水腫、腳氣俱消也。」

雞肉

中醫認為，雞肉味甘，性微溫，能溫中補脾，益氣養血，補腎益精，尤其是烏雞肉。《食療本草》有記載：「黑雌雞，治反胃、腹痛、骨痛、乳癰，安胎。」

烏雞具有溫中益氣、補腎填精、養血烏髮、滋潤肌膚的作用。凡虛勞羸瘦、面瘦、面色無華、水腫消渴、產後血虛乳少者，可將其做食療滋補之品。烏雞的雞肝性味甘微溫，能養血補肝，凡血虛目暗、夜盲翳障的人，可以多吃一些。另外，烏雞還能養心安神、滋陰潤膚，實乃女性美容養顏的絕佳選擇。

鵪鶉蛋

鵪鶉蛋的營養價值不亞於雞蛋，含有豐富的蛋白質、腦磷脂、卵磷脂、離胺酸、胱胺酸、維生素A、維生素B2、維生素B1、鐵、磷、鈣等營養物質，有補益氣血、強身健腦、豐肌澤膚等功效。

但需要注意的是，**鵪鶉蛋是禽蛋中膽固醇含量最高的，不可多食。**

蔬菜、菌類

蔬菜含有豐富的維生素、礦物質、水分和纖維，可補充人體所需的一些營養物質，還可幫助消化和排便，排出體內毒素和廢氣，減少脾胃負擔。脾寒的人吃蔬菜，如白蘿蔔和蓮藕，需要加熱煮熟後食用，將蔬菜由性寒變成性溫。

很多蔬菜都對脾胃有好處，如扁豆可健脾開胃、和中益氣、消暑化濕，胡蘿蔔可潤腸通便，南瓜可補中益氣，香菜（芫荽）可調理脾胃不和、食欲不振，白蘿蔔和大蒜可消積食，韭菜和生薑可溫中行氣、止嘔，辣椒能暖胃驅寒、開胃助消化、增進食欲。下列提到的蔬菜，都可以常吃：

蓮藕

根據《本草求真》記載，蓮藕味甘性寒，入心脾血分。出淤泥而不染，冷而不泄，澀而不滯。故凡產後血積煩悶、酒後煩渴、盛怒血淋、痛脹霍亂、虛渴失血血痢，並金瘡折傷、酒毒蟹毒，一切屬熱屬瘀，服之立為解除，以其有破血止熱之力也。一般情況下，產後忌生冷，但唯獨蓮藕是可以吃的，因為它能散瘀血。

山藥

根據明朝張介賓在《本草正》裡的記載，山藥能健脾補虛，滋精固腎，治諸虛百損，療五勞七傷。日常生活中，山藥也是我們餐桌上常見的食材，可以做成山藥炒木耳、山藥排骨湯、拔絲山藥等美食。**需要注意的是，山藥不能和鯉魚、鯽魚、蝦一起吃，容易引起身體不適。**

地瓜

地瓜能益氣健脾，養陰補腎，改善脾虛氣弱等症狀。據《本草綱目》記載：「補虛乏，益氣力，健脾胃，強腎陰，功同薯蕷（即山藥）」。

馬鈴薯

馬鈴薯性平味甘，具有和胃調中、益氣健脾、強身益腎、消炎、活血消腫等功效，可輔助治療消化不良、習慣性便祕、神疲乏力、慢性胃痛、關節疼痛、皮膚濕疹等病症。

胡蘿蔔

胡蘿蔔歸脾、肝、肺經，據《本草求真》記載：「因味辛則散，味甘則和，質重則降。故能寬中下氣，而使腸胃之邪，與之俱去也。」多吃胡蘿蔔能健脾和中、滋肝明目、化痰止咳、清熱解毒。脾虛食少、體虛乏力、脘腹痛、瀉痢、視物昏花、喉嚨腫痛等問題，都可以透過多吃胡蘿蔔來改善。

番茄

番茄汁多肉厚，酸甜可口，既是蔬菜又是水果，有極高的食用價值和藥用價值，因其甘酸微寒，入肝、脾、胃經，故其具有清補之功。番茄中含有大部分易被人體直接吸收的葡萄糖、果糖、有機酸，能降低血壓和毛細血管通透性，有一定的抗炎、利尿作用，常食用對腎病患者有益。

黃豆

豬蹄燉黃豆、炒黃豆、醋泡黃豆等都是我們常吃的食品。中醫認為，黃豆寬中、下氣、利大腸、消水腫毒，具有補脾益氣、消熱解毒的功效。常吃黃豆，可以使皮膚細嫩、白皙、潤澤，有效防止雀斑和皺紋。黃豆中含有許多蛋白質，可滋養肌膚毛髮，讓皮膚豐滿結實，毛髮烏黑亮澤。

南瓜

南瓜性溫，味甘，能溫體潤肺、滋補脾胃，還能促進食欲、治療胃痛。平時手腳冰涼，容易想睡的人，可以多吃一些。南瓜有豐富的營養價值，內含的澱粉和醣類容易被人體吸收，可做成南瓜飯、南瓜粥、南瓜湯、蒸南瓜等美食。

猴頭菇

民間有種說法叫「甯負千石粟，不負猴頭羹」，指的就是四大山珍之一的猴頭菇。猴頭菇性平、味甘，歸脾、胃經，能健脾養胃、益智安神。如果你容易積食，吃飯沒有胃口，常睡不好，用猴頭菇煲湯，效果會很不錯。

水果

脾虛的人吃水果需要慎重，根據自己的身體情況，選擇不同的水果來食用，不可以此代替主食，亦不可多食。蘋果、桃子、木瓜、無花果、龍眼等都適合脾虛的人，不僅可幫助消化，還能健脾益胃。

蘋果

蘋果能生津潤肺，除煩解暑，開胃醒酒。《滇南本草圖說》中記載：「（蘋果）治脾虛火盛，補中益氣。同酒食治筋骨疼痛。擦瘡紅暈可散。」

桃子

桃子能生津潤腸、活血消積，主津少口渴、腸燥便祕、閉經積聚。《滇南本草圖說》：「（桃子）多食動脾助熱，令人膨脹，發瘡癤。」

木瓜

《雷公炮製藥性解》中說，木瓜入肺、脾、肝三經，能平肝和胃、祛濕舒筋。木瓜對吐瀉轉筋、濕痹、腳氣、水腫、痢疾等病症都很有效。常吃木瓜，可以軟化血管壁、降血壓，還能美容養顏，延緩衰老。

香蕉

香蕉被稱為快樂果，作為黃色食物的一種，能有效緩解精神壓力，這是因為香蕉能幫助大腦分泌讓人快樂的血清素，血清素有鎮靜作用，還能防止神經疲勞。《本草求原》上說：「（香蕉）止渴潤肺解酒，清脾滑腸；脾火盛者食之，反能止瀉止痢。」香蕉能幫助胃腸蠕動，緩解便祕，讓腸胃通暢。

無花果

無花果能清熱生津，健脾開胃，解毒消腫，主治喉嚨腫痛、燥咳聲嘶、乳汁稀少、腸熱便祕、食欲不振、消化不良、泄瀉痢疾等。

龍眼

龍眼能補心脾，益氣血，健脾胃，養肌肉。對於思慮傷脾、頭昏失眠、心悸怔忡、虛羸，病後或產後體虛，以及由脾虛導致的貧血都有幫助。

橘子

橘子有健脾和胃的功效，並含有檸檬酸，能美容養顏，消除疲勞。再加上橘子富含維生素C，能開胃理氣，對於脾胃氣滯、胸悶腹脹都很有效。吃橘子時，要連著上面的白絲一起吃，因為白絲能預防高血壓。需要注意的是，**脾胃虛寒的人不要空腹吃橘子，更不要吃太多**。

中草藥

我們不推薦自己配製中藥，一定要在醫師的指導下進行，然而很多中藥材其實已成為家庭必備調料，運用較多，無危險性，如芡實、茯苓、陳皮、桂皮、香葉、白芷、生薑等。

芡實

芡實，又叫雞頭米。《本草從新》記載：「（芡實）補脾固腎，助氣澀精。治夢遺滑精，解暑熱酒毒，療帶濁泄瀉，小便不禁。」芡實可以炒著吃，將麩皮放熱鍋內炒至白煙起，再倒入芡實，拌炒至微黃色，取出後篩淨麩皮，放涼即可。

茯苓

茯苓能利水滲濕，健脾寧心。寒濕者，可搭配桂枝、白朮等；濕熱者，可搭配豬苓、澤瀉等；脾氣虛，可搭配黨參、黃耆、白朮等；虛寒者，可搭配附子、白朮等。對於脾虛運化失常所致泄瀉、帶下，茯苓有標本兼顧之效，常與黨參、白朮、山藥等搭配。可用作補肺脾、治氣虛之輔佐藥。

對於脾虛不能運化水濕，停聚化生痰飲之證，可配半夏、陳皮同用，也可配桂枝、白朮同用。治痰濕入絡、肩痠背痛，可配枳實同用。對於心神不安、心悸、失眠等，常與人參、遠志、酸棗仁等搭配。

陳皮

陳皮就是橘子及其栽培變種的乾燥成熟果皮，經過久放而成，作為藥材分為陳皮和廣陳皮。採摘成熟果實，剝取果皮，曬乾或低溫乾燥製成。陳皮能理氣健脾，燥濕化痰；用於胸脘脹滿，食少吐瀉，咳嗽痰多。

桂皮

桂皮是樟科植物天竺桂、陰香、細葉香桂或川桂等樹皮的通稱。冬季採取樹皮，陰乾。《四川中藥志》記載：「(桂皮)入心、肝、脾、腎四經。」桂皮能夠暖脾胃，散風寒，通血脈，主治腹冷胸滿、嘔吐噎膈、風濕痹痛、跌損瘀滯、血痢腸風。

白芷

白芷是傘形科植物白芷或杭白芷的乾燥根，味辛，性溫。有解表散寒、祛風止痛、通鼻竅、燥濕止帶、消腫排膿和祛風止癢的功效，主治風寒感冒、頭痛、牙痛、風濕關節痛、白帶等病證。《本草經疏》中寫道：「(白芷)性善祛風，能蝕膿，故主婦人漏下赤白。辛以散之，溫以和之，香氣入脾，故主血閉陰腫，寒熱，頭風侵目淚出。辛香散結而入血止痛，故長肌膚。芬芳而辛，故能潤澤。辛香溫散，故療風邪久瀉，風能勝濕也。香入脾，所以止嘔吐。」

生薑

生薑味辛，性微溫，入肺、脾、胃經，主要作用是發汗解表、溫中止嘔、解毒。臨床上用於風寒感冒、發熱、惡寒等證，還能解魚蟹毒，用於胃寒嘔吐、腹瀉等證。

2 這些食物吃越多，脾越虛

我們常常會對某些飲食產生誤區，覺得越貴的食物越補，越稀罕的食物越補。實際上，有些食物吃多了，不僅不會滋補，還會讓我們脾胃虛弱，身體變差。因此，想要補脾，就得先列出一張「高危險食物清單」。下列這些食物在補脾時，一定要避開。如果已經脾胃虛弱，就要儘量不吃或少吃。

螃蟹

螃蟹鮮美，卻不宜多吃。《紅樓夢》裡有詩曰：「酒未敵腥還用菊，性防積冷定須薑。」螃蟹也是一種生冷食物，多吃不僅會讓胃黏膜變薄，還會導致腸胃功能紊亂。

煙燻香腸

煙燻香腸為了讓味道更好，在製作過程中會加入大量的鹽，高濃度的鹽分會破壞胃黏液的保護作用，可能引發胃黏膜潰爛。長期過度食用，會有罹癌的風險。

湯圓

湯圓雖然好吃，又有團圓的寓意，但是對於脾胃不好的人，尤其是胃病患者和老年人來說，還是不吃較好，若一定要吃則要少吃。因為湯圓的黏性強，很考驗消化能力，會增加脾胃負擔，且湯圓的餡料裡通常會加很多糖或鹽，易刺激胃黏膜，對脾胃虛弱的人來說並不友好。

味精

很多人做飯愛用味精，覺得加了味精味道才好。事實上，雖然味精能增加食物鮮美度，卻對胃不好。有胃潰瘍的朋友要格外注意，味精會加重症狀，過量食用還會引起肥胖、過敏性鼻炎，甚至誘發高血壓。

西瓜

西瓜是寒涼性的食物，過量食用會抑制脾胃功能，讓脾胃氣化，使磨碎食物、消化食物、利用食物的功能減弱。脾胃虛弱的人吃西瓜之後會腹瀉、精神乏力，營養吸收不佳，甚至會出現腹痛、腹脹的症狀，女性則容易出現月經失調，甚至閉經等。

洋蔥

洋蔥雖然有很高的營養價值，但屬於辛辣食物，食用後，脾胃中的淺表黏膜組織會受到影響，導致分解食物和吸收營養時出現障礙，有可能會加重脾胃虛弱，甚至還會引發胃炎、胃部疼痛、胃部燒灼不適等症狀。

3

一鍋到底！健脾食譜大公開

當歸烏雞湯

材料 當歸30克、人參10克、枸杞30克、烏骨雞500克、橘皮10克、料酒適量。

作法

1 烏骨雞洗淨切塊，當歸、人參、枸杞、橘皮洗淨，備用。

2 把雞塊放入燒開的水中，滴入幾滴料酒，煮開後撈去浮沫。

3 把其他藥材放入鍋中，用較大的火燉1至2小時即可。

黑糯米補血粥

材料 黑糯米100克、山藥5克、紅棗30克、桂圓10粒、紅糖適量。

作法

1 紅棗洗淨，桂圓洗淨去皮，山藥洗淨去皮切塊，備用。

2 黑糯米淘洗乾淨，加入紅棗、山藥、桂圓及適量水，煮成粥狀，依口味加入適量紅糖即可。

黨參鴿子湯

材料 鴿子1隻、黨參2克、當歸2片、蜜棗1個、火腿3克、薑3片，蔥、鹽、味精適量（可不加）。

作法

1 鴿子清理乾淨，放入冷水鍋中煮沸，去除浮沫。

2 蔥打結，當歸、黨參洗淨後放入茶包中。

3 鴿子、蔥、薑及作法2的藥材包一起放入砂鍋，加足量水，大火煮開。

4 再加入蜜棗和火腿，轉小火煲1至2個小時，加鹽和味精調味即可。

冬瓜排骨湯

材料 冬瓜400克、排骨200克、生薑1塊、干貝丁100克，鹽、香油適量。

作法

1 排骨洗淨，放入沸水中汆燙後去血水，撈出後瀝乾水分。

2 生薑洗淨拍碎，冬瓜切厚片，備用。

3 砂鍋中放入冷水，加入排骨、干貝丁、生薑，大火燒開後，轉小火煲40分鐘，待排骨熟透後加入冬瓜片。

4 冬瓜煮熟後，加入鹽、香油調味即可。

冬瓜竹筍老鴨湯

材料 冬瓜500克、竹筍200克、老鴨1/4隻、黃豆30克、鹽適量。

作法

1 冬瓜洗淨留皮去瓤，竹筍切絲，黃豆洗淨，備用。

2 老鴨洗淨，切大塊，冷水下鍋後，再用水汆燙鴨子後撈起洗淨。

3 將6碗水倒入鍋中燒開，放入所有食材，大火煮沸，轉小火煲1小時，加鹽調味飲用。

辛辣肉湯

食材 瘦肉500克，蔥、薑各10克，蒜30克，花椒少許，小米椒、胡椒、香菜梗適量。

作法

1 瘦肉洗淨，在油鍋中炒熟。
2 加入花椒、蔥、薑、蒜，煸炒出香味。
3 喜歡辣味的人可加入少量小米椒翻炒，不喜歡者可加少量在湯中。
4 鍋中倒入冷水燉煮至翻滾，加入胡椒和香菜梗後起鍋。

當歸羊肉湯

材料 當歸30克、羊肉500克、生薑30克。

作法

1 羊肉去骨，剔去筋膜，入沸水鍋內去血水，撈出後曬涼，切成5公分長、2公分寬、1公分厚的條狀。
2 鍋中放入冷水後下羊肉，再加入當歸、生薑，大火燒沸，去浮沫，小火燉1.5小時至羊肉熟爛。

山藥羊肉湯

材料 山藥150克、羊肉500克，枸杞、蔥、薑、蒜、胡椒粉適量。

作法

1 羊肉過水後放入砂鍋中，快火燉煮半小時左右。

2 鍋中加入洗淨的山藥和蔥、薑、蒜，慢火燉40分鐘左右。

3 加入枸杞和胡椒粉，燉煮10分鐘後即可食用。

溫陽化濕湯

材料 砂仁20克、蓮子肉20克、白扁豆20克、薏苡仁20克、瘦豬肉50克。

作法 四味藥材加水煮大概30分鐘，加入豬肉後再煮30分鐘即可。

注意 這道湯可作為正常飲食，並根據自己的身體情況，每週吃一次或多次。上火、口舌生瘡的人不能食用。怕冷的人可以將薏苡仁替換成炒薏仁，豬肉換成雞肉；怕熱的人可以將薏苡仁替換成生薏仁。

艾草母雞湯

材料 老母雞半隻、新鮮艾草50克、薑片3塊、鹽適量。

作法

1 老母雞洗淨切塊，過水5分鐘撈出；艾草浸泡一會兒，洗淨備用，也可以用曬乾的艾草。

2 將雞塊放進砂鍋，加入冷水淹沒雞塊，大火燒開後加入洗淨的艾草及薑片，煮5分鐘後，轉換成小火。

3 繼續煮1至2小時，加入鹽調味即可。

芡實茯苓小米粥

材料 芡實15克、茯苓10克、小米適量。

作法 芡實、茯苓、小米放入鍋中，加適量冷水，小火慢燉至爛成粥即可。

紅豆薏米蓮子粥

材料 紅豆、薏苡仁、蓮子、糯米適量。

作法

1 將紅豆、薏苡仁、蓮子、糯米用清水沖淨後，浸泡30分鐘以上。

2 鍋中加冷水，先放入紅豆、薏苡仁、蓮子，用大火煮30分鐘，再放入糯米。

3 中火煮30分鐘後開始攪拌，等粥變黏稠即可。

注意 所有食材根據器具和火力的不同，煮的時間也不同，**一定要徹底軟爛後才可食用，否則會引起嘔吐。**

黃耆黨參粥

材料 黃耆20克、黨參20克、茯苓20克、生薑3片、白米50克。

作法

1 生薑、黨參、黃耆、茯苓一起浸泡30分鐘，煎煮30分鐘後取汁。

2 白米淘洗乾淨，用取出的藥汁煮成粥。

注意 這道粥有健脾補氣的功效，適用於脾胃氣虛者，主治臉色萎黃、精神疲倦、大便稀薄等。

沙參麥冬扁豆山藥粥

材料 沙參10克、麥冬10克、炒扁豆15克、乾山藥20克、粳米50克。

作法

1 將沙參、麥冬加水煮20分鐘後取汁。

2 在藥汁中加入粳米、扁豆及山藥，再煮成粥即可。

核桃仁粥

材料 核桃仁50克、白米適量。

作法 將核桃仁搗碎，加適量水，與白米一起煮成粥。

山芋紅棗糕

材料 大棗5個、山芋1個，山藥1根，麵粉少量。

作法

1 將大棗切成碎末，山芋和山藥切片，一起蒸熟。

2 上述食材蒸熟後加少量麵粉揉成麵團，分成小方塊，入鍋蒸熟即可。

注意　為了保持食物本身的香味，不需要加糖和其他調味料。

黃耆水

材料　黃耆15克、茯苓30克、陳皮5克、山楂3個。
作法　黃耆、茯苓、陳皮、山楂加適量水煮開即可。

桂圓紅棗茶

材料　紅棗10顆、桂圓5顆、枸杞10克。
作法
1　紅棗、桂圓去核洗淨，放入鍋中煮15分鐘。
2　煮好後加入枸杞，泡10分鐘即可。
注意　也可以直接在熱開水中加材料，沖泡10分鐘後飲用。

茯苓健脾茶

材料　茯苓、山藥、山楂、陳皮各10克。
作法　所有材料加適量水煮沸後飲用，或用熱開水泡30分鐘以上也可飲用。

注意 這道茶有化濕理氣、健脾養胃、消脂利尿的功效。

醒脾茶

材料 藿香10克、佩蘭10克、砂仁8克。

作法 全部藥材加水煮沸，時間不超過20分鐘，也可以直接用熱開水沖泡。

注意 藿香和佩蘭都有化濁氣的功效。建議飲用這道茶的期間，避免吃刺激性食物，宜清淡飲食。

伍

關於健脾，還有這些養生法！

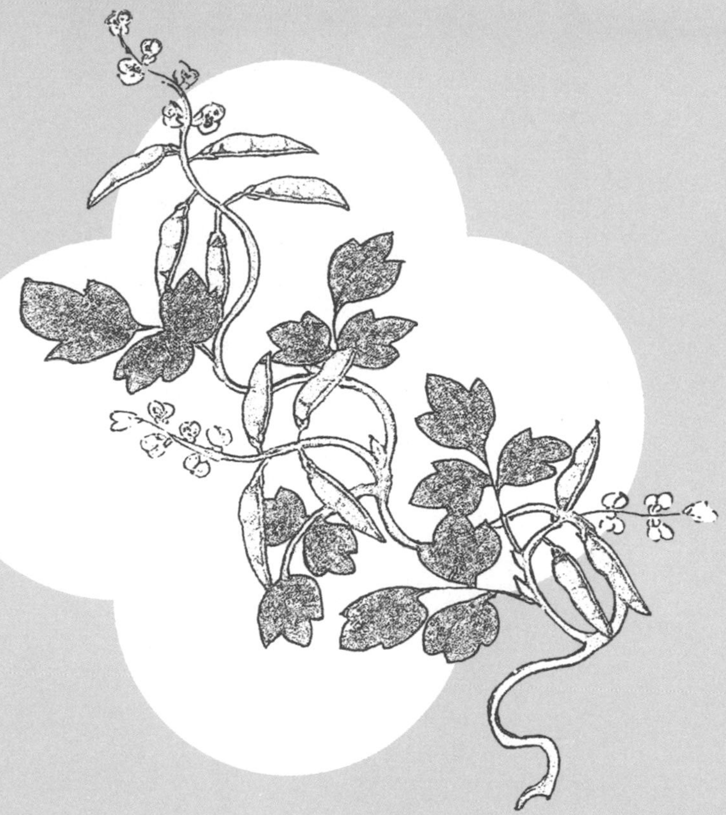

食飲有節，起居有常，不妄作勞，

故能形與神俱，而盡終其天年，度百歲乃去。

1

十個養脾穴位，日常按一按

三陰交穴

位置 位於小腿內側，腳踝骨的最高點往上3寸處。

方法 一隻手的四根手指握住足外踝，大拇指屈曲垂直按在三陰交穴上，以拇指端有節奏地一緊一鬆用力按壓，適當配合按揉動作，直到有陣陣痠脹麻感。按摩完左側三陰交，接著再按摩右側。

功效 有健脾益血、調肝補腎的作用，另外還有安神、促進睡眠的效果。

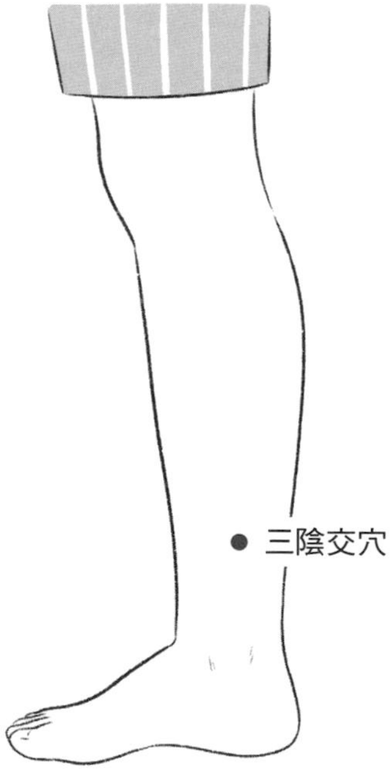

注意 建議在每天中午、下午和晚上各按摩一次，不同時段的按摩能達到不同作用。如中午按摩可排出濕氣；下午按摩可保養子宮和卵巢，幫助促進任脈、督脈、沖脈暢通，還有補腎的作用；晚上按摩可保持皮膚光潔，調理月經問題，祛斑、祛痘等。

天樞穴

位置 仰臥或正坐，雙手手背朝外，拇指與小指彎曲，中間三指併攏，用食指的指腹貼於肚臍，此時無名指所在的位置就是天樞穴，也就是肚臍眼旁開2寸的地方。

方法 雙手掌心向下，用食指、中指、無名指三個指頭垂直向下按並向外揉壓，施力點在中指指腹。每天早晚各一次，每次只要揉3分鐘就能有效果。

功效 調理腸胃，增強胃動力，調整腸道蠕動，有益於急慢性胃病。長期按還能改善便祕、腹脹、肥胖。

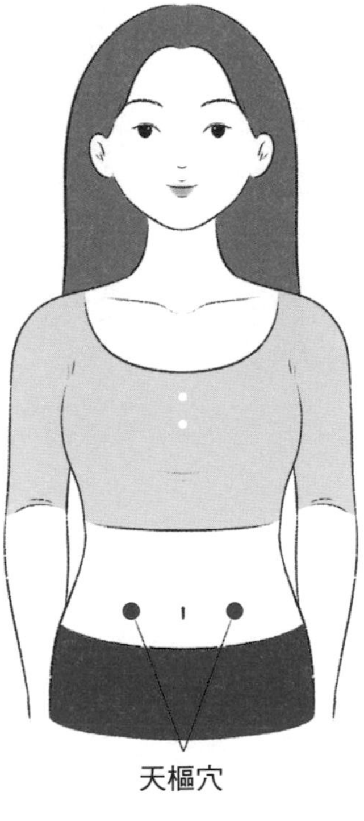

隱白穴

位置 屬足太陰脾經的「井穴」，位於大腳趾指甲根部內側。

方法 按摩隱白穴時，我們可以用拇指和食指揉捏大拇指末節兩側，可稍用力，每次按摩5分鐘，每天兩次即可。

功效 健脾益氣，養血統血；改善睡眠品質，緩解失眠多夢；增進食欲，緩解由脾胃虛弱引起的腹脹、食欲減退。

大都穴

位置 屬足太陰脾經滎穴，足內側緣，當足大趾本節前下方赤白肉際凹陷處。取穴時，正坐垂足或呈仰臥姿，在腳大拇指內側，赤白肉際處取穴。

方法 想要消化好，可每天按摩大都穴，兩隻腳都要按，每次10分鐘左右，依個人能耐受的時間和力道為主。

功效 瀉熱止痛，健脾和中。主治腹脹、胃痛、嘔吐、泄瀉、便祕及熱病。

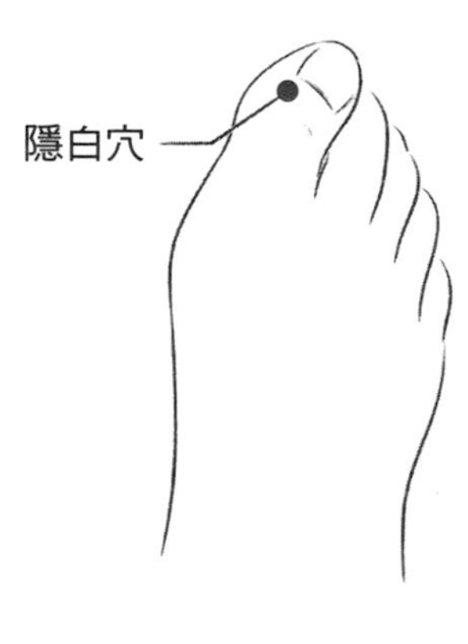

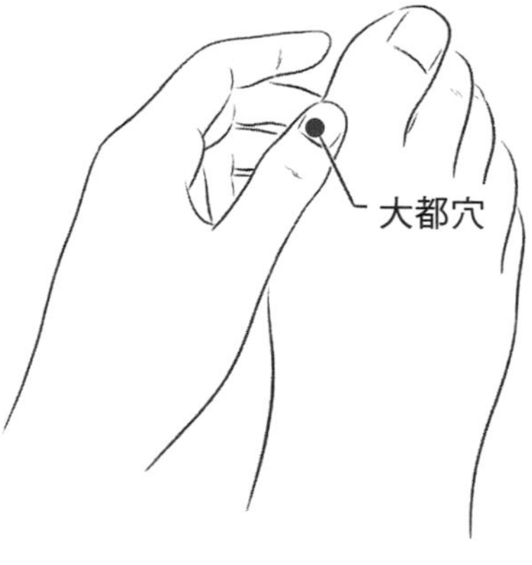

公孫穴

位置 屬足太陰脾經，位於第一蹠趾關節內側足弓後端下緣，可觸及一凹陷處，按壓有痠脹感即為此穴。

方法 配合中脘穴進行按壓。

功效 健脾益胃，通調經脈。主治胃痛、嘔吐、腸鳴、腹痛、泄瀉、痢疾、腹脹、食不化及腳氣等。

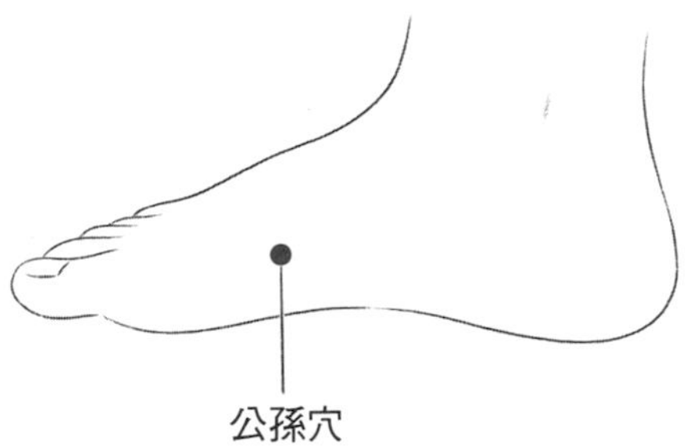

地機穴

位置 在小腿內側，內踝尖與陰陵泉穴的連線上，陰陵泉穴向下3寸處。取穴的時候從陰陵泉穴向下，四指寬的地方，就是地機穴。

方法 用食指指腹點按地機穴周圍，找到最敏感的地方，再用拇指指腹從輕到重按摩敏感點，以自己能忍受的力道為準。堅持按壓1分鐘，每天一兩次即可。

功效 健脾滲濕，調理月經。除此之外，對於腹脹、腹痛、食欲不振等脾胃病也有好處。

漏谷穴

位置 在小腿內側，內踝尖與陰陵泉穴的連線上，距離內踝尖6寸，脛骨內側緣後方。

方法 每天堅持按揉漏谷穴10分鐘，並配合調整生活習慣。

功效 健脾和胃，利水祛濕。可以治療消化不良，腹脹反胃。

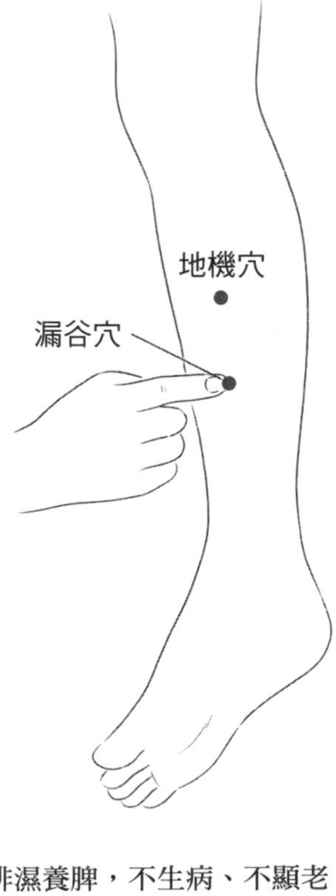

大橫穴

位置 肚臍旁開4寸處。

方法 用雙手食指指端同時按壓，並圈狀按摩100次。

功效 此穴位有溫中、健脾、理腸的功效。對於久坐的上班族來說，多按摩這個穴位，能健脾防傷肉，改善腹部游泳圈。

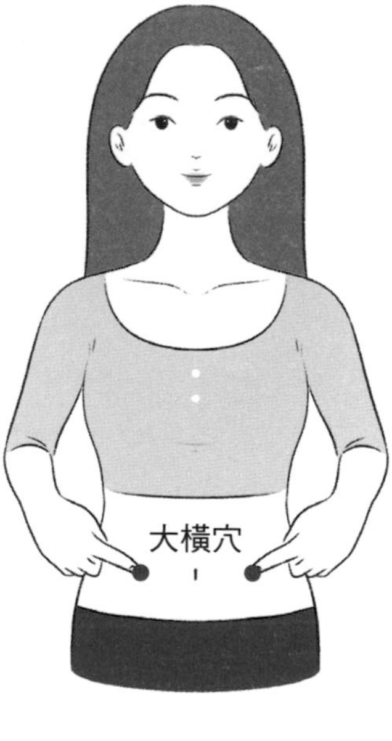

血海穴

位置 在股前區，髕底內側端上2寸，股內側肌隆起處，在股骨內上髁上緣，股內側肌中間。

方法 將雙手掌心放在同側血海穴上，適當用力，揉按1分鐘。女性在月經期間不要做，最好在睡覺前和起床時各做一次（經前及經後幾天）。

功效 血，受熱變成的紅色液體；海，大也。該穴名意指本穴為脾經所生之血的聚集之處。經常按摩，能改善月經不調、痛經、閉經等婦科病。

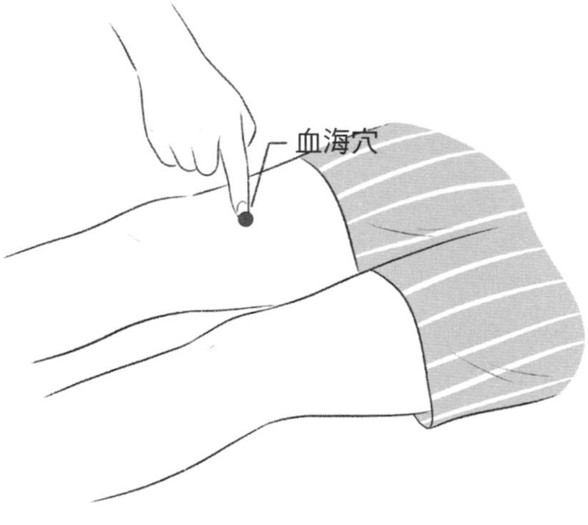

水分穴

位置 位於上腹部，前正中線上，當臍中上1寸。取穴的時候採用仰臥的姿勢，以便準確地找尋穴道和順利實施相應的按摩手法。

方法 以水分穴為中心，順時針或者逆時針輕柔旋轉按揉，力度要適中，動作要柔和，以出現痠麻脹痛為度，每次可按摩5分鐘左右。

功效

通調水道，理氣止痛。主治水腫、小便不通、腹瀉、腹痛、反胃及吐食。

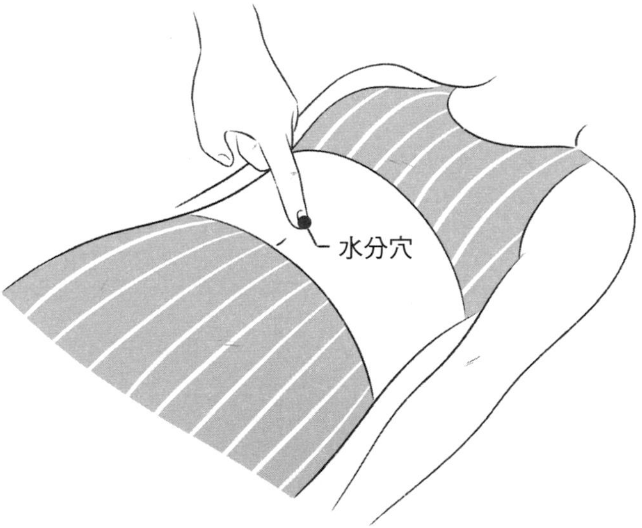

2 做好防寒保暖，能健脾祛濕

吃飽穿暖，看似是人生最根本、最簡單的事情，但是許多人用一生的時間都做不好。身體的不適和疾病，大多也因此而起。民間有句古話講「百病從寒起」，就是這個道理。民間喜歡把寒氣稱為邪氣，認為是傷害內臟的根源，也是疾病纏身的罪魁禍首。

人體寒氣大多在脾部，要想避免脾虛，就得從保暖做起。「保暖」二字看以簡單，但並非多穿衣服就是保暖，這是一門很複雜的學問。保暖也要科學化，才能抵禦寒氣。

夏季保暖正當時

《黃帝內經》中提到：「陽氣者若天與日，失其所則折壽而不彰。」說的是陽氣對人體的重要性。人體保暖，保的其實就是陽氣。夏季炎熱，萬物蓬勃，是陽氣最盛的時候。但由於雨水過多，冷氣吹太多，冷飲喝得多，也是寒氣乘虛而入傷體的時機。一不注意就會出現精神疲乏、身體畏寒、四肢冰冷、感冒頭痛、腹瀉腹痛等問題，還會有汗排不出、全身都不舒服、腰痠背痛的症狀。

尤其是急性關節炎，會讓人痛得無法起床。因此，夏季保暖非常必要，也正是補陽的好時機，此時注意保暖，可達到氣血順暢、遏制脾虛、排毒清熱的功效。

冬季不可為了愛美穿很少

在冬季的大街上，很多女性穿著小外套、超短裙、薄絲襪，為了漂亮穿洋裝的也不少。這些衣著當時不覺得有什麼，甚至不覺得寒冷會對身體造成危害，但是隨著次數的增多、時間的增加，以及年紀的增長，寒氣對身體的影響會逐漸顯現，這些「非一日之寒」，是長久累積而起的。一旦顯現症狀，就說明身體已受到長期侵害，出現病理現象，想再調理便不容易。

五個保暖小訣竅

熱水泡腳

熱水泡腳對脾虛者極有益處，在晚上睡覺前泡腳，還能增加身體舒適度。脾胃虛寒者，在泡腳時可以加入花椒、薑片、艾葉等材料，有利於祛風散寒。

浴缸泡澡

浴缸泡澡是對身體非常有益的保健方式，建議每個月都該實踐。如條件許可，可泡天然溫泉。泡澡可讓身體變暖，透過出汗，把體內的垃圾和毒素排出體外，達到促進全身血液循環的效果。

在冷氣房要注意保暖

長時間待在冷氣房會引起各類冷氣病，以腰痠背痛最多。在冷氣房內需多喝熱水，可披毛巾披肩擋風。夏天吹冷氣時溫度不要調太低，一般來說保持在二十六至二十八度較好。最好使用冷氣擋風板將風擋住，不要直吹身體。

睡覺時注意保暖

夜間是人體陽氣最虛的時候，因為部分身體機能處於停滯狀態，最容易讓寒氣入體。加上人在睡著後無意識，會出現踢被或肚子、腳露在外面的狀況，容易著涼。所以在睡覺時，被子至少應該舒服保暖，且要注意腹部和腳底的保暖。

注意下半身保暖

夏天時，女性喜歡穿短裙，讓膝蓋和腿部裸露在空氣中。冬天時，也有女性為了愛美，穿著超短裙和薄絲襪上街。上述行為對身體的損傷非常大。日常除了要注意腰腹部的保暖外，也要重點保護下半身。因此，無論夏天還是冬天，都應該注意保暖。

尤其是在秋冬季節，冷風的刺激很容易引發脾虛腹瀉。如果冬天在室外騎車，最好在腹部衣服上貼上暖暖包，戴上護膝，以預防寒冷。保暖不但能聚集陽氣，祛除寒邪，還可以祛毒排毒，是維持身體健康、青春永駐的靈丹妙藥。

3

脾雖喜動，但要運動有方

適當運動對身體有好處，很多人都明白這個道理，但是能堅持下來的卻很少。其實要鍛鍊身體，不需要去健身房，在日常工作、生活中、辦公室、家裡，不論上班或休息時間，均可鍛鍊。

為什麼運動可以健脾？

運動可排出體內濕氣

脾虛大多是體內濕氣堆積所致。運動容易出汗，有助於排出這些濕氣，促進脾臟輕鬆運行，提高自身的免疫力。

運動可以培養脾氣

脾臟運行憑的也是一股氣，這股氣的長短及活力，也是透過長期鍛鍊而成的。科學化運動可讓體力更好，也能讓脾氣的活力更強，提升運化功能，讓身體的抵抗力更高。如此一來，當脾在運輸身體所需的養分時，動力就越足。

科學化選擇運動

脾虛者不應進行激烈運動，應該選擇慢性運動，且不能過量。那麼，該選擇哪種運動呢？我建議選擇有興趣又適合自己的，且要以科學方式來運動。

戒宅戒癱，不要一直坐著不動

現代社會工作強度大、生活壓力大，很多人每天下班回家後就不想動，放假也不想出門。加上電視、手機等電子產品的流行，人們也不願意出去逛街，有時間就窩在家裡玩手機、電腦，一待就是好多天，幾乎人人都是宅男宅女。

其實，戒宅戒癱就是讓生活恢復正常，讓人動起來。最基礎的運動包括放假出門、上下班走樓梯、每天出去散散步等。推薦一個不錯的運動方式：做家事。每週抽一天，將家裡打掃乾淨，收納整齊，當家裡變舒適，人的心情也會變好，也能順便運動。

運動不一定要很激烈，仰臥起坐、蹲馬步也不錯

很多人累了一天再去跑步、游泳，實在是沒有體力。其實，我們並不需要做大量負荷的有氧運動，只需要適當地運動或做幾個簡單的小動作，也能達到健脾的目的。

仰臥起坐

睡覺前在床上就能進行，每天做二十至四十個，就可活化脾氣，增強脾臟的運化功能。如果一開始無法做太多，可以循序漸進。

蹲馬步

這個動作適合在辦公室的休息時間進行。看似基本動作，但做起來非常難，第一

次做能堅持三十秒都很難。建議適應之後，每次至少蹲一二〇秒，每天十組左右。

基礎瑜伽

瑜伽不僅適合在家做，也適合在辦公室做，中午休息時，空出一小塊空間或找一張椅子就可以做，以達到舒展的目的。一些制式的瑜伽動作簡單又有效，以伸展身體為主，非常適合日常進行。每天練瑜伽的時間以三十分鐘左右為宜，堅持練習不僅可以健脾，還可以消脂，讓身體變得舒適輕盈。

貼牆站立

如果實在沒有時間，每天抽空貼牆站立三十分鐘，也可促進胃腸蠕動，加速血液循環，促進食物消化吸收，促使脾胃相合，達到強脾健胃的效果。無論如何，不能不動，長時間不動易造成濕氣重、體虛肥胖、不想運動的惡性循環。為了脾胃，請動起來吧！

4

「好好睡覺」就能改善脾虛

「其知道者，法於陰陽，和於術數，食飲有節，起居有常，不妄作勞，故能形與神俱，而盡終其天年，度百歲乃去。」這是《黃帝內經》中的話，意思是：自上古以來，人們就懂養生之道，適應自然界的陰陽變化。

適當的養生、鍛鍊身體、飲食方法得當、睡覺有規律、勞動不超過身體能承受的範圍，就可以達到身體健康、精力旺盛，內外統一和諧，就容易長壽。在這裡提到了五種養生辦法，在今天看來，依然為養生的黃金法則。

《黃帝內經》中認為脾胃是後天之本，是人體氣血生化的泉源。除了五穀精化外，睡眠也是養氣血的良方之一。在中醫養生的理論中，睡眠充足才能脾胃健康，延年益壽。

睡眠不好會影響肝臟和脾胃

《黃帝內經》中有一個十二時辰養生法，子時（晚上二十三點至凌晨一點）是氣血流注於膽經的時間，這時候最適合睡覺；丑時（凌晨一點至三點）是氣血流注於肝經的時間，這時候應該保持熟睡狀態。二〇二二年世界睡眠日來臨前夕，中國睡眠研究會發布的《二〇二二中國國民健康睡眠白皮書》顯示，近七五%的受訪者曾有睡眠困擾，入睡困難成頭號問題。一線城市居民就寢時間最晚，三線及以下城市居民睡得最早。

自從有了電視、電腦、手機這些電子設備後，人們睡覺的時間越來越晚。哪怕是白天上了一整天的班，極少人會在晚上十一點就睡覺。甚至有人認為，到了這個時候，他一天最有精神的時間才剛剛開始。長期黑白顛倒、熬夜導致肝臟和脾胃無法得到休息，甚至超負荷運轉。

用「科學睡眠」養脾胃

清代醫家李漁曾指出：「養生之訣，當以睡眠居先。睡能還精，睡能養氣，睡能健脾益胃，睡能健骨強筋。」要想健脾養肉，一定要提高自己的睡眠品質。如何才能睡得好呢？在此和大家分享幾個小祕訣。

早睡早起，充足休息

以成年人的標準睡眠時間來說，一般是連續七至八小時，未成年人則應該睡到八小時以上。少於四小時或者超過十小時的睡眠時間都是有問題的。最簡單的良好睡眠衡量標準是：如果睡醒後，覺得自己神清氣爽，證明有睡好；反之，如果感覺頭昏腦脹、睏倦乏力、煩躁不安、難以集中精力，那就是沒睡好。

現代都市中較為科學的就寢時間，一般是每天晚上十點，最晚不可超過十二點才入睡。

了解睡前注意事項，換得一夜好眠

《黃帝內經》中說，脾胃不和則寢不安。意思是脾胃不舒服往往會影響睡眠品質，反之，睡眠不好也會影響脾胃健康。因此，為了脾胃調和，我們應該在睡覺前，將身體調整到最佳狀態。**太餓或太飽入睡都會損傷脾胃健康，容易影響睡眠品質**。睡前吃消夜就是一個典型的例子。除此之外還要注意，睡前不要抽菸、喝酒、喝咖啡或茶，也不要吃油膩難消化、辛辣、含糖的食物。

5 叩齒促進牙周血液循環，吞嚥更順利

如果你曾注意觀察，會發現很多老年人沒事就輕輕叩擊上下牙齒，這是為什麼呢？其實這是一個很有用的養生方法，叫「叩齒咽津」。《修齡要旨》是元末明初著名養生家冷謙所撰寫的一部中醫養生學專著，也是中國古代健身氣功學的代表作，一直為後人所推崇。

作者冷謙精於養生之道，養生有方，相傳活了一五〇歲。在這本書裡，有這樣的說法：「齒之有疾，乃脾胃之火薰蒸。每清晨睡醒時，叩齒三十六遍。以舌攪牙齦之上，不論遍數。津液滿口，方可咽下。每作三次乃止。凡小解之時，閉口切牙，解畢方開，永無齒疾。」他還寫了個心訣：「熱極風生齒不寧，清晨叩漱自惺惺。若教運

用常無隔，還許他年老復丁。」

每天早晨上下牙齒互相叩擊三十六次，能夠改善牙周的血液循環，讓牙齒更健康。一旦牙好了，胃口就好，食物咀嚼得越細碎，脾胃負擔就越輕，人自然也就越長壽。那麼「咽津」是什麼呢？就是把嘴裡的口水吞下去。說起口水，很多人可能自小就有個疑問，唾液和涎水有什麼區別，不都是口水嗎？實際上，腎主藏精，精氣化生為唾；脾主運化，運化水穀水液為涎。涎水是口水中質地較為清稀者，唾液是口水中質地黏稠者。唾液和涎水都屬於口津，也就是口水。

每天早晨叩齒結束，用舌頭在口腔裡攪動，讓口腔裡充滿甘甜的口水，然後閉上眼睛，意歸丹田，把口水緩慢嚥下，這樣能夠強身健脾，充盈精氣。詩人蘇東坡就有這樣的習慣：「一過半夜，披上上衣面朝東南，盤腿而坐，叩齒三十六遍。」

名醫孫思邈也主張「清晨叩齒三百下」。堅持叩齒咽津的小習慣，能讓你在別人都掉光牙、對美食望洋興嘆時，依然什麼都能吃，吃什麼都香。需要注意的是，**如果有口腔潰瘍或者舌炎之類的口腔疾病，得先治好病，痊癒之後再嘗試這個方法**。不要急於求成，強迫自己立刻就做到。

6 慢跑可改善脾氣虛、脾陽虛

中醫不提倡劇烈運動，尤其是脾虛的人，更不能運動過度。所以對於脾虛者來說，慢跑就成了一個很好的選擇。

慢跑，又叫健身跑、放鬆跑等，無需任何器材，步調輕鬆，不急不緩。堅持慢跑可以增強腿力，能明顯改善下肢關節肌肉的活動能力，也能放鬆全身肌肉。慢跑能加快新陳代謝，促進腸胃蠕動，增強消化功能，對內臟來說也有好處。

對於愛美的女性朋友們而言，慢跑更是一種輕鬆愉悅、瘦身減肥的好運動。就算不胖，慢跑也可以幫助你排出濕氣，消除水腫。

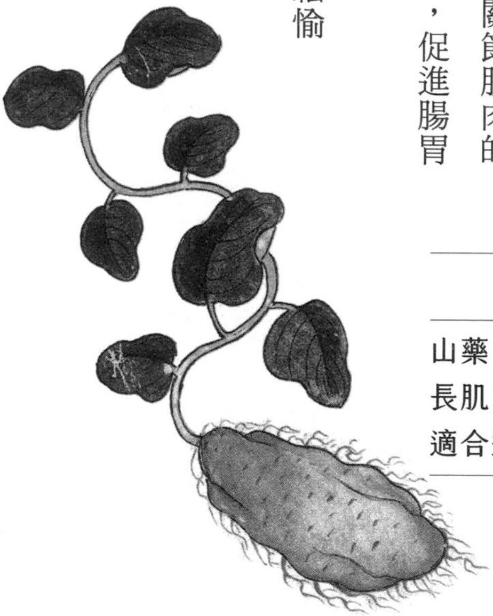

山藥

山藥，可健脾益胃，有助於長肌肉，因其富含澱粉，也適合運動後補充糖分。

跑步時，姿勢一定要正確

慢跑之前要先做好熱身運動，深呼吸及活動四肢關節。跑步時，兩手握拳，手臂彎曲呈直角狀，上身略向前傾，然後前後擺臂，雙腳前後配合落地。需要注意的是，慢跑時，小腿是放鬆的，依靠大腿的擺動，帶動髖部向前方擺出，腳跟著地，再滑到前腳掌。

很多人跑步時喜歡刻意抬高膝蓋，覺得這樣運動效果會更好，實際上不僅沒有多大效益，反而會損傷膝關節。

跑步結束時要先減速，不要緊急剎車。緊急剎車容易因為慣性控制不住身體，向前摔倒，或者頭暈眼花，感到噁心等不適。跑完要及時補充水分，冬天則需要注意保暖，夏天也不要一跑完就吹冷氣。跑步時如果突然下雨，一定要及時回家擦乾，以免受寒。

慢跑要循序漸進，不可急功近利

慢跑是一個循序漸進的過程，對於沒有運動習慣的人來說，千萬不要貪心，想著一蹴而就，變成跑馬拉松。力量要平均，才不會半途而廢，或者一鼓作氣，再而衰，三而竭。

剛開始時，可以先跑十分鐘，最好不要超過十五分鐘，等體能上升之後，再往上加時間也不遲。感覺累了，也可以走走停停，不必勉強自己必須勻速跑下去，跑夠時間才停。運動要量力而為，才符合自身的真實情況。在能力範圍之內，才能更好地堅持下去。

慢跑時該怎麼呼吸？

慢跑時，全身放鬆、閉嘴，舌頂上顎，完全用鼻呼吸。跑步時三步一呼、三步一吸，吸氣時提肛收腹，呼氣時鬆肛鬆腹。跑步時，呼吸深度從三步一呼、三步一吸逐漸增加，如六步一呼、六步一吸，或更多步伐用一次呼吸。

在深呼吸慢跑的過程中，當吸氣收腹提肛時，以意念將全身能量集中在尾椎的長強穴，沿脊柱督脈上升，過命門穴時要儘量收縮腹部，意想腹部的內臟和肌肉用力向後背貼近靠攏，能量在督脈上升過腰椎的命門穴，再至頸椎的大椎穴，直上頭頂百會穴。

呼氣時，意想能量從百會至前額兩眉中間的印堂穴，往下過人中、天突、前胸的膻中、腹部的神闕至關元穴。

慢跑的其他注意事項

1 如果患有心臟病、膽結石、過度肥胖等疾病，其實是不適合跑步的。想要運動，可以選擇一些更溫和的方式，比如瑜伽和太極。

2 春、夏、秋季可以適當增加跑步量，冬季要減少跑步量。

3 選擇合適的跑步鞋，以緩衝跑步對膝關節的衝擊力。

4 跑步生陽氣，「獨陽不長」，所以最好配合靜功，例如早睡、靜坐、閉目養神、叩齒吞津液、曬月光等養陰的方法。

7 練太極，能陰陽調和且利脾

清晨的公園裡，每天都有許多人組成方陣，一起練太極。這種習慣非常好，能舒展筋骨，延年益壽。現在有很多大學都把太極二十四式納入了體育選修課，讓年輕人也能提早體會養生健體的魅力，養成打太極的習慣。

相比於其他運動，太極拳更溫和、更放鬆，除了對身體好之外，還能讓人慢下來，放鬆心情，感受到身心合一、自然通暢的愉悅，因此也很適合壓力大的上班族。常練太極拳能改善脾胃功能，不論男女老少或身體強弱，都能練起來。

為什麼這麼說呢？因為太極的特點是柔中有剛，剛中有柔，剛柔相濟。在練的過程中，要採用腹式呼吸，保持深、長、細、勻的呼吸，呼吸與動作相互配合，氣布周身，運行不息。這樣的呼吸方式，會讓我們的橫膈肌和肋間肌得到清氣，活動範圍擴大，腸胃蠕動增強，讓各臟腑之間互相按摩，彼此調養，也因而讓脾胃陰陽相濟，升降平衡，運化功能恢復正常，從而使水穀精微遍布我們的身體。

尤其是女性朋友，非常適合練太極。因為女性的身體比較柔軟，再加上生理因素，容易氣血虧損，本身就不適合劇烈運動，而太極拳姿勢舒展，動作輕柔，節奏緩慢，不會對身體增加額外負擔。女性多練太極拳能夠減緩衰老，調節內分泌。

太極拳的流派很多，這裡我們簡單介紹簡化版的「太極二十四式」。「太極二十四式」是一九五六年由中國國家體育總局，請太極拳專家汲取楊氏太極拳之精華編串而成的。它只有二十四個動作，相比傳統的太極拳套路來講，其內容更精鍊，動作也更顯規範，並且也能充分體現太極拳的運動特點。

太極二十四式拳法動作

1 起勢：兩腳開立，兩臂前舉，屈膝按掌。

2 左右野馬分鬃：抱球收腳，轉體邁步，弓步分手。重心後移，抱球收腳，轉體邁步，弓步分手。重心後移，抱球收腳，轉體邁步，弓步分手。

3 白鶴亮翅：轉身抱球，跟步後坐，虛步分手。

4 左右摟膝拗步：轉體落手，轉體收腳，邁步屈肘，弓步摟推。重心後移，轉體跟腳，邁步屈肘，弓步摟推。重心後移，轉體跟腳，邁步屈肘，弓步摟推。

5 手揮琵琶：跟步收手，後坐挑掌，虛步合臂。

6 左右倒卷肱：轉身撤手，提膝屈肘，退步推掌（重複四次）。

7 左攬雀尾：轉身撤手，轉體抱球，邁步分手，弓步棚臂，轉體伸臂，轉體後捋，轉體搭手，弓步前擠，後坐收掌，弓步按掌。

8 右攬雀尾：轉體扣腳，抱球收腳，邁步分手，弓步棚臂，轉體伸臂，轉體後捋，轉體搭手，弓步前擠，後坐收掌，弓步按掌。

9 單鞭：轉體扣腳，勾手收腳，轉體邁步，弓步推掌。

10 雲手：轉體雲手，雲手收步，雲手出步，雲手收步，雲手出步，雲手收步。

11 單鞭：轉體勾手，轉體邁步，弓步推掌。

12 高探馬：跟步翻掌，虛步推掌。

13 右蹬腳：穿掌提腳，進步合抱，提膝分手，蹬腳撐臂。

14 雙峰貫耳：收腿落手，邁步握拳，弓步貫拳。

15 轉身左蹬腳：轉身扣腳，合抱收腳，提膝分手，蹬腳撐臂。

16 左下勢獨立：收腿勾手，僕步穿掌，弓步起身，提膝挑掌。

17 右下勢獨立：落腳勾手，僕步穿掌，弓步起身，提膝挑掌。

18 左右玉女穿梭：落腳轉體，抱球跟腳，邁步分手，弓步推掌，重心後移，抱球跟腳，邁步分手，弓步推掌。

19 海底針：跟步提手，虛步插掌。

20 閃通臂：提手收腳，邁步分手，弓步推撐。

21 轉身搬攔捶：轉身扣腳，轉身握拳，撇腳搬拳，轉體旋臂，進步攔拳，弓步打拳。

22 如封似閉：穿掌交叉，後坐收掌，弓步按掌。

23 十字手：轉體扣腳，撇腳分手，坐腿扣腳，收腳合抱。

24 收勢：分手前撐，兩臂下落，收腳還原。

練太極的動作要領有哪些？

心靜氣和

氣和能使呼吸系統、循環系統及內分泌系統在自然平衡的狀態下活動，使人感覺輕鬆舒適。所謂「內固精神，外示安逸」，非心靜氣和莫能表現，故列為首要，屬於內功。從起勢到收勢，始終如此。

虛領頂勁

保持頭容端正，下顎微收，舌抵上顎，唇輕合。百會穴向上虛虛領起，以意導神貫於頂，不可用力，用力則項強，肌肉、神經兩感緊張，不但阻礙氣血暢流，且使人有上重下輕之感。

眼神平視

眼以神為主，眼不旁視，則神不煩。眼到，則手到，腳到，故眼神之所視，即精神之所注，而威力顯焉。

含胸塌腰

胸脯向內微微含住，讓心氣下降，氣沉丹田。兩脇微束，腰勁自然下塌。

尾閭中正

自腰以下至尾椎，要中正不偏，故外形上要求臀部微斂，這樣重心自然下垂，能得中定之勢。

沉肩墜肘

在鬆垮屈膝，含胸塌腰的同時，將兩肩放鬆下沉，兩肘也會隨之下塌，周身骨節得以放鬆。

分清虛實

雙手雙腳要有虛實，左虛則右實，右虛則左實。

練太極時要注意什麼？

1 中老年朋友和病患弱者要量力而行，不要一次練太長時間。

2 練習時要根據個人體質，循序漸進，不可急於求成。

3 避免在密閉的環境中練功，不宜在煤煙彌漫、空氣汙濁的庭院裡進行健身鍛鍊。練太極拳應選擇公園、廣場、樹林、花園等環境安靜而幽美，空氣清新而曠達的場所。

4 應選擇向陽、避風的地方進行鍛鍊。有霧時不宜在室外鍛鍊。

8

笑口常開脾胃好

我們常說，人生最重要的就是開心。這是因為，人的情緒不僅關乎精神上的感受，更關乎身體的健康。你的不高興，都會反映在身體上。當人狀態不好的時候，西方理論往往是各治各的，心理醫生治心理，身體醫生治身體。

關於情緒狀態，西方心理學會跟你說認知療法、精神分析及人格理論。雖然中醫沒有這些詞彙，但中醫很關注情緒與臟腑之間的關係。《素問．宣明五氣》裡早就說明了五臟和「五志」的關係。五志是怒、喜、思、悲、恐五種情志，是人對外界刺激表現出來的精神活動變化。五志對應的五臟，分別是：肝志為怒，心志為喜，脾志為思，肺志為悲，腎志為恐。

我們沒有西方各種複雜療法的概念，但是我們有神、魂、魄、意、志這五個概念，大道至簡，恰好能對應西方心理學的各種理論。簡單解釋，神是我們的認知能力，與心相關。魂是我們的智慧，與肝相關。影響飢寒冷熱、吃喝拉撒本能的是魄，由肺主管。而邏輯思維、思考的能力，是由脾負責的。如果脾氣充足，人就思維活躍，頭腦清晰。意是意志力，是由腎掌控的。

五臟之間相生相剋，人的情緒也是一樣，能夠相生相剋。健康的狀態就是五臟平衡，彼此協調。五臟協調了，神魂魄意志好了，五志平衡了，人自然就心情舒暢。**如果某種情緒超出了某個臟腑的承載能力，人的身心就會崩潰**。

情緒好壞，也會影響五臟運作

在中醫看來，人的身心是一體的，彼此會相互影響。如果你長期處於一種憂思的狀態，活在不開心的人際關係或環境裡，脾往往會出現問題。也可以簡單理解為，負面情緒會彙聚在我們的內臟裡，形成直接的傷害。

心是五臟六腑的君主，如果你憂傷動於心，肺就會有反應；思慮動於心，則脾會有反應；發怒動於心，則肝會有反應；恐懼動於心，則腎會有反應。思發於脾而成於心，思慮過度，不僅耗神，更會傷脾。脾受損了，就會暗耗陰血；心神失養，則會出現心悸、健忘、失眠、多夢等症狀。想得越多脾就越虛，多思多慮，也是一個人不幸福的重要原因。

因此，我們要儘量讓自己開心，活得簡單些，少胡思亂想。人生沒有什麼坎是過不去的，想再多也沒用，多行動才有答案。閒來無事，可以培養一些興趣愛好，既能修身養性，又能占據時間，讓人不胡思亂想。生活中有什麼不順心的事，也可以透過興趣愛好來轉移注意力，不至於沉浸在負面情緒裡。

最重要的是，要有意識地提醒自己，積極地看待問題。一位中醫大家曾經給不得不熬夜工作的人一個建議，他說，如果你的工作必須要上夜班，沒有辦法推辭，那麼在熬夜的時候要想著「哇！好開心，上夜班真好，又清靜又能偷懶」，千萬不要想著「熬夜好煩，不想熬夜，好痛苦」，因為既然熬夜是一種不能推辭的必然，那與其愁眉苦臉，不如開開心心。這種思考方式，可以運用在我們生活上。

現代人的工作生活，常有一些無奈但要做的事，不得不接觸的人，不得不面對的困難和不期而至的意外。既然我們不能控制，不如放鬆心態，享受其中，看能否從中找到一些樂趣。以積極的眼光看問題，才是健康長壽的最大祕訣。

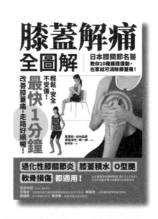

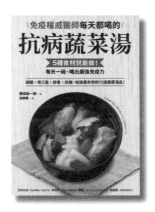

健康力
排濕養脾，不生病、不顯老：吃對代謝食物、排出體內濕氣，改善失眠、掉髮、肥胖的中醫健脾全書

2024年6月初版　　定價：新臺幣380元
2024年8月初版第二刷

著　者　王柳青
　　　　翟　煦
叢書主編　陳永芬
校　對　陳佩伶
內文排版　葉若蒂
封面設計　比比司設計

出版者　聯經出版事業股份有限公司
地址　新北市汐止區大同路一段369號1樓
叢書主編電話　(02)86925588轉5306
台北聯經書房　台北市新生南路三段94號
電話　(02)23620308
郵政劃撥帳戶第0100559-3號
郵撥電話　(02)23620308
印刷者　文聯彩色製版印刷有限公司
總經銷　聯合發行股份有限公司
發行所　新北市新店區寶橋路235巷6弄6號2樓
電話　(02)29178022

副總編輯　陳逸華
總編輯　涂豐恩
總經理　陳芝宇
社長　羅國俊
發行人　林載爵

行政院新聞局出版事業登記證局版臺業字第0130號

本書如有缺頁，破損，倒裝請寄回台北聯經書房更換。　ISBN 978-957-08-7386-3 (平裝)
聯經網址：www.linkingbooks.com.tw
電子信箱：linking@udngroup.com

本書《养脾三步走：祛湿、补虚、养气血》繁體版由四川一覽文化傳播廣告有限公司代理，經北京紫圖圖書有限公司授權出版。

國家圖書館出版品預行編目資料

排濕養脾，不生病、不顯老：吃對代謝食物、排出體內濕氣，改善失眠、掉髮、肥胖的中醫健脾全書/王柳青、翟煦著．初版．新北市．聯經．2024年6月．248面．17×23公分（健康力）
ISBN 978-957-08-7386-3（平裝）
[2024年8月初版第二刷]

1.CST：中醫 2.CST：養生 3.CST：健康法

413.21 113006386